AF603114

LETTRE
A M. FRÉRON,

Des Académies d'Angers, de Nancy, de Montauban, de Marseille, de Caen, d'Arras, & des Arcades de Rome; Auteur de l'Année Littéraire.

Une analyse exacte n'est point une satire.

Lettre de M. PORTAL à M. PETIT, page 5.

A AMSTERDAM,

Et se trouve A PARIS,

Chez la V. REGNARD & DEMONVILLE, Imprimeur-Libraires de l'Académie Françoise, Grand'Salle du Palais, & Hôtel des Ursins.

M. DCC. LXXI.

LETTRE A M. FRÉRON.

MONSIEUR,

Vous avez annoncé, il y a peu de temps, dans vos feuilles, (*N° 9, année 1771, pag. 279 — 286*) l'histoire de l'anatomie & de la chirurgie, composée par M. PORTAL, *docteur en médecine de la faculté de Montpellier, bachelier de celle de Paris, lecteur du Roi & professeur de médecine au collége royal de France, professeur d'anatomie de monseigneur le Dauphin, de l'academie royale des sciences*, &c... &c... &c.... Votre critique souvent sévère a été extrêmement indulgente à l'égard de cet ouvrage. Vous semblez même en faire un grand cas. Vous le représentez comme un livre aussi agréable qu'utile, & comme orné de faits intéressans & d'anecdotes curieuses; *transeat:* mais vous ignorez qu'il est rempli d'erreurs de toute espèce, de fautes grossières, de faits faux, de noms ou supposés ou défigurés, de notices au moins superficielles, d'extraits mal digérés, d'annonces de livres tronquées & méconnoissables, de jugemens hazardés & portés sur le titre seul du livre, de critiques mal fondées, & d'une omission de plus de cent cinquante auteurs, tant d'anatomie que de chirurgie, les deux objets qui entroient seuls dans le plan de cette histoire; car il ne paroît pas trop qu'on ait voulu d'abord s'occuper de physiologie, quoique dans le cours de l'impression on se soit avisé d'ajouter cet objet aux deux autres; ce qui est exécuté d'une manière fort incomplette, puisque la liste des livres physiologiques, qui manquent dans cette compilation, formeroit un catalogue assez considérable.

Vous ignorez sans doute encore que M. Duchanoy, dans sa lettre, *pag. 26*, dit à M. Portal: *Il paroît que vous n'entendez pas le latin :* ou si vous avez connoissance, Monsieur, de cette apostrophe piquante, de ce reproche dur & très dur, vous n'avez pu vous persuader qu'il fût vrai; vous l'avez regardé comme une imputation gratuite, dictée par une espèce de récrimination. Pour moi, sans apostropher d'un ton aussi haut & aussi piquant un académicien & un professeur, je suis forcé de convenir qu'après avoir comparé un bon nombre d'endroits de l'histoire de l'anatomie & de la chirurgie avec les textes mêmes des auteurs, j'ai reconnu que le reproche paroissoit au moins fondé. Il se trouve en effet des contresens multipliés dans ce qui a été traduit du latin, ou ce qui revient presque au même, l'historien dans ses extraits fait souvent dire aux auteurs ce qui est fort éloigné de leur pensée. Aurois-je pu n'en pas conclure au moins qu'on ne les a pas entendus? Mais s'il n'est pas impossible qu'un homme, très versé dans la langue des Romains, s'égare quelquefois en traduisant ; ce sera seulement dans des endroits fort obscurs, & non pas dans ceux où la phrase est claire, où l'expression est simple & précise : ces erreurs même, dans lesquelles il sera tombé, doivent être rares. Pourquoi donc sont-elles en si grand nombre dans l'histoire de l'anatomie? Si vous désiriez, Monsieur, d'en avoir la preuve, ou si l'auteur de l'histoire de l'anatomie la demandoit lui-même, il sera aisé de vous satisfaire l'un ou l'autre, ou tous les deux; le recueil en est ample, & il sera curieux.

Comment avez-vous pu, Monsieur, parler en termes si mesurés, je dirai presque si magnifiques, de cette histoire, vous dont les jugemens sont si redoutables, & si redoutés des auteurs, parce que ce sont presque des arrêts en littérature? C'est que vous avez sans doute été séduit, & par le titre du livre, & par l'annonce brillante qui en a été répandue dans le public, & par l'extrait des registres de l'académie royale des sciences; ce qui est bien capable d'en imposer à quiconque n'a pas fait une étude longue & suivie de l'histoire de la médecine. Vous conviendrez sans peine que vous ne vous en êtes jamais essentiellement occupé. Cet aveu ne pourra rien diminuer de votre mérite : vous possédez assez d'autres connoissances qui vous ont fait assigner parmi les littérateurs françois une place fixe que la postérité même ne vous enlevera pas. Si M. Portal étoit de bonne foi, (bien qu'il ait mis son nom à la tête d'un ouvrage historique, renfermé dans cinq gros volumes in-8°.) il avoueroit qu'il est aussi neuf & aussi étranger sur l'histoire générale de la médecine, & sur l'histoire particulière de la chirurgie & de l'anatomie, qu'il l'est sur l'histoire des peuples & des nations, sur la chronologie &

ſur la géographie. En faiſant cet aveu, il n'en auroit pas moins le droit de s'aſſeoir à côté des plus grands anatomiſtes françois ; il n'en auroit pas moins le titre de profeſſeur d'anatomie & de chirurgie, parties eſſentielles de la médecine qu'il poſſède ſupérieurement, qu'il enſeigne avec applaudiſſement, tant en public qu'en particulier ; les médecins étrangers (*a*), qui ſuivent ſes leçons ſavantes, n'en auroient pas moins d'empreſſement pour s'y rendre. En renonçant à la gloire ſtérile d'hiſtorien de l'anatomie, on peut aſpirer à l'honneur réel d'être auſſi habile anatomiſte que l'ont été les Véſale, les Malpighi, les Morgagni, les Hunauld, les Winſlow, les Ferrein, &c. .... & y parvenir. Il eſt arrivé à plus d'un homme d'un vrai mérite la petite diſgrace d'échouer dans une partie, ſans être pour cela moins ſupérieur dans une autre. La plupart des grands hommes ne l'ont été véritablement que dans un genre.

Il n'eſt donc pas ſurprenant, Monſieur, que vous ayez été entraîné, comme malgré vous, à louer un ouvrage qui paroît être d'un travail immenſe & au-deſſus des forces d'un homme ordinaire, qui porte l'empreinte de l'érudition la plus vaſte, qui annonce des lectures prodigieuſes, qui ſuppoſe une judiciaire excellente, & qui d'ailleurs eſt accompagné des ſuffrages bien impoſans de MM. Morand & Laſſone ; le premier auſſi habile chirurgien que le ſecond eſt fin anatomiſte ; ſuffrages d'ailleurs munis du ſceau reſpectable [mais accordé par proviſion ſeulement (*b*)]

(*a*) » Je dois à *pluſieurs médecins étrangers qui ſuivent mes* » *leçons publiques & particulières*, les titres que j'ai rapportés » des diverſes thèſes d'anatomie, de phyſiologie & de chi- » rurgie ». *Préface de l'hiſt. de l'anat. pag. xviij.*

(*b*) » L'académie a permis à M. Portal de lui faire la lecture » de *deux ou trois articles* de ſon ouvrage ; elle peut donc

d'une très illustre & très savante société.

Tout a concouru à vous tromper, Monsieur. Je crois devoir vous désabuser sur le compte d'un ouvrage que vous allez rendre trop célèbre, & qui, sur votre parole, ira répandre par-tout l'erreur. Je vais vous mettre à portée de prémunir le public contre une méprise grave que vous sentirez bientôt être nécessaire de réparer. On n'est point coupable d'avoir commis une erreur contre laquelle on n'a pu se précautionner ; & en vérité vous n'y avez pas assez de part, pour qu'il doive vous en coûter beaucoup de la reconnoître publiquement. Vous le devez à vous-même, vous le devez à la république des lettres dont vous êtes le héraut. M. Portal, lui-même, vous en saura gré (c), si l'on en juge par ce qu'il dit *pag. xviij* de sa préface : » Il faudroit, pour » compléter mon histoire, que chaque faculté cen- » surât *rigoureusement* ce que j'ai dit sur la vie & » les ouvrages de ses membres ; que le particulier » comparât mes extraits avec ses écrits, & qu'il me » fît part de ses remarques ; j'en profiterois ou pour » me rétracter, ou pour ajouter à ce que j'en aurois » déja dit ». Il est même à présumer qu'il imitera votre exemple, & qu'il ne voudra pas manquer à

» déja juger de la manière dont il est exécuté. *Nous nous* » *bornerons à présent à louer le zèle & le talent que l'auteur* » *démontre*, & à déclarer que *son travail nous paroît* mériter » des éloges, parce qu'il ne peut être que très utile ». Fin de l'extrait des registres de l'académie royale des sciences... du 28 Juin 1770.

(c) Il louera même *ma franchise* comme plusieurs *médecins ont loué son travail*. Ce sera *un degré de gloire de plus à ajouter à son mérite...... Trop de sensibilité dans un homme célèbre annonce toujours une foiblesse qui déprécie ses lumières..... Une analyse exacte n'est point une satire*. Lettre de M. Portal à M. Petit, *pag.* 4 & 5.

une parole si solemnellement donnée. Quelle mauvaise honte en effet pourroit le retenir, lui qui a plus d'une fois loué dans son histoire ceux qui ont avoué leurs erreurs? » HIPPOCRATE, (dit-il, *t. j*, » *pag. 37, lign. 12 & suiv.*) n'avoit pas assez bonne » opinion de lui-même pour craindre d'avouer ses » fautes. Cet aveu caractérise l'homme véritablement » grand, véritablement sage ». Notre historien, un peu plus loin, *pag. 155*, s'exprime encore ainsi, article d'AVENZOAR : » On doit convenir que les » grands hommes sont ceux qui font le plus aisément » l'aveu de leurs fautes : pourquoi faut-il que les » esprits médiocres agissent différemment »? Quelle plus favorable position pour figurer avec ces grands hommes! Et *pag. 240* : » L'ouvrage de PIERRE » D'ARGILLATA est rempli d'observations intéres» santes faites par l'auteur. Il y rapporte ingénue» ment ses fautes, afin d'empêcher qu'on n'en com» mette de pareilles. Exemple rare, mais admirable, » qui caractérise une ame noble & désintéressée, & » qu'on n'imite malheureusement pas ». Quelle force victorieuse ne doivent pas avoir de tels exemples!

N'allez pourtant pas croire, Monsieur, qu'en censurant ou en attaquant cet ouvrage, j'y sois porté par l'amour-propre outragé, & que je savoure le plaisir cruel de me venger d'un adversaire ou d'un antagoniste. Je déclare que je n'ai jamais eu, ni directement, ni indirectement, aucun sujet de plainte contre l'auteur de l'histoire de l'anatomie. Je n'ai pas même l'honneur d'en être connu, ni celui de le connoître, si ce n'est par les titres dont il est revêtu, & qui annoncent un savant du premier ordre; titres qui le rendent respectable. Mais le zèle, qu'il montre dans sa préface comme critique, a animé le mien. J'ai été frappé de l'entendre s'exprimer d'un ton de fermeté, de liberté, de franchiſe, que j'adopte volontiers. Puis-je croire qu'il me ſoit défendu d'être auſſi franc & auſſi vrai à l'égard de ſon ouvrage, qu'il ſe glorifie de l'avoir été à l'égard de ceux des autres ? Qu'on en juge par ces paroles de la *pag. x :* » Impartial dans la critique comme dans la louange, » je ne me ſuis point laiſſé éblouir par les titres faſtueux des auteurs ». Et *pag. xj :* » La réputation des » profeſſeurs n'eſt ſouvent fondée que ſur les pré- » jugés de la jeuneſſe crédule qui les écoute ». Et encore *pag. xiij :* » J'ai parlé des auteurs vivans avec » la même liberté que des morts ; car je n'ai jamais » craint de dire la vérité, parce qu'elle ne bleſſe » que les ames foibles & vaines ». Depuis près de douze ans que j'étudie l'hiſtoire biographique & bibliographique de la médecine & de ſes branches, & que je raſſemble des matériaux pour en débrouiller le chaos, j'ai cru pouvoir auſſi m'annoncer hardiment, & dire, *anche io ſon critico*, *anche io ſon iſtorico ;* comme le Corrège avoit dit, après avoir conſidéré les tableaux du célèbre Raphaël, *anche io ſon pittore* (*d*).

(*d*) J'avouerai pourtant ici, car il faut être de bonne foi, que ſous le titre de *lettres à un profeſſeur d'anatomie & de chirurgie*, j'avois fait de l'hiſtoire de l'anatomie une critique dont j'ai lu pluſieurs endroits à différens médecins : on avoit répandu qu'elles paroîtroient bientôt ; je l'avois dit moi-même, parce que je le croyois. Mais le libraire qui devoit s'en charger, ſans avoir eu entre les mains le manuſcrit, eſt venu retirer ſa parole, prétextant qu'il ne vouloit pas riſquer l'impreſſion d'un gros volume tout critique. J'ai donc gardé mon manuſcrit, ſans ſonger davantage à le mettre ſous preſſe. Le hazard m'ayant procuré la lecture de l'année littéraire, qui annonçoit avec éloge l'hiſtoire de l'anatomie & de la chirurgie, la premiere idée que j'avois eue de détromper le public, s'eſt réveillée. Voilà ce qui a donné lieu à cette lettre, qui ne reſſemble en rien aux premières reſtées manuſcrites.

J'ai encore été déterminé par une considération bien puissante que voici : Plus un auteur a de mérite & de réputation, me suis-je dit à moi-même, plus ses écrits peuvent devenir dangereux, s'ils sont erronés (*e*) ; chacun vient y puiser avec confiance ses autorités ; on présente comme vrai ce qui est faux ; tout est bientôt confondu ; la lumiere disparoît ; ce ne sont plus que des ténèbres épaisses. L'histoire de l'anatomie & de la chirurgie y seroit bientôt plongée, si l'on vouloit ajouter foi à l'ouvrage auquel je dirois presque que vous accordez, Monsieur, un mérite sur parole : car je me suis assuré que la plus grande partie de ce qu'il renferme n'a pas été puisé dans les véritables sources, dans les originaux, mais dans les livres de ceux qui n'ont fait que travailler d'après les autres.

Pour donner à vos lecteurs, Monsieur, une idée de l'histoire de l'anatomie & de la chirurgie, & pour prouver qu'elle peut instruire & plaire, vous en avez pris un lambeau (*f*) au hazard. Ce sera ce lambeau même que j'examinerai. Il regarde Taliacot, & est tiré du *tom. ij, pag. 165, 166, 167, 168, 169, 170.* Je le rapporterai ici tel qu'il s'y trouve, & j'y joindrai quelques remarques à mesure que l'occasion s'en présentera.

» Taliacot, *Tagliaguerso*, (Gaspard) médecin
» célèbre de Boulogne, qui a professé l'anatomie &
» la chirurgie dans cette ville, s'est rendu très

(*e*) M. Portal dans sa lettre à M. Petit, *pag.* 22, n'a-t-il pas dit de M. Winslow ce que je puis lui appliquer? *J'avoue que mon admiration pour cet auteur ne m'a point aveuglé sur ses défauts ; plus il a de réputation, plus j'ai cru devoir combattre ses erreurs.*

(*f*) Expression familière à M. Portal.

» fameux par son ouvrage, dans lequel il enseigne la » méthode de réparer le nez & les oreilles ». *Hist.*

Il falloit ajouter ici *& les lèvres :* cette remarque est peut-être peu essentielle, puisque plus loin l'auteur le dira, bien qu'un peu tard.

De tous les auteurs que j'ai consultés, je n'en vois aucun qui ait mis *Tagliaguerso*, à l'exception de M. Eloy, dans le dictionnaire duquel M. Portal l'a copié. Les historiens italiens ont écrit presque constamment *Tagliacozzo ;* Sancassani a mis *Tagliacozzi ;* MM. Haller & Matthias, *Tagliacozza ;* ce qui n'est peut-être qu'une erreur typographique.

L'historien écrit toujours *Boulogne*, quoique nous autres François écrivions & prononcions constamment *Bologne*, d'après les Italiens qui écrivent *Bologna*, du latin *Bononia.* Cette observation est peut-être une vétille ; j'en conviendrai volontiers avec ceux qui ne se mêlent point de relever des misères.

Comme personne ne savoit mieux que Taliacot lui-même les titres qu'il avoit, c'est uniquement à lui qu'il faut s'en rapporter. Or il ne prend point le titre de *professeur de chirurgie*, mais celui de *professeur de médecine théorique & d'anatomie.* Cependant il est possible qu'en enseignant la structure des parties, il ait aussi enseigné en même temps les moyens de remédier, par le secours de la main, aux désordres qui y surviennent.

» Après un long exercice de son art, Taliacot mou» rut à Boulogne le 7 Novembre 1553 : il fut enterré » dans l'église des religieux de S. Jean-Baptiste ». *Hist.*

Orlandi, historien en général très inexact, dans son livre intitulé, *Notizie degli scrittori Bolognesi*, *1714*, *in-4°*, s'exprime ainsi au sujet de Taliacot, *pag. 127 : Morì d'anni 64 adì 7 Novembre 1553 e fu sepolto nella chiesa delle monache di san Gio. Batista*. Manget a pris cette date dans Orlandi, Moréri dans Manget, M. Eloy dans Moréri, & M. Portal dans l'un ou l'autre des trois derniers ; mais tous ces quatre historiens n'ont fait nulle mention du nombre d'années qu'a vécu Taliacot. M. Haller ne parle ni de l'année de sa naissance, ni de celle de sa mort. Mercklin place sa naissance en 1553, & sa mort en 1599. Matthias n'indique pas nommément l'année où il naquit, mais il l'insinue en disant qu'il est mort à 53 ans en 1599.

Ainsi Taliacot a vécu, suivant Orlandi, 64 ans; suivant Mercklin, 46; & suivant Matthias, 53, mais dans un temps différent. Mercklin le fait vivre par conséquent 18 ans de moins qu'Orlandi ; Matthias 7 ans de plus que Mercklin, & 11 ans de moins qu'Orlandi. Quant à M. Portal, il se contente de dire qu'il mourut en 1553, après un long exercice de son art.

Voilà des variantes qui devoient frapper l'historien de l'anatomie & de la chirurgie, parce qu'elles sont sensibles : il devoit donc chercher à éclaircir ce point important pour la vie des hommes célèbres. On ne perd pas son temps à ces sortes de discussions ; on arrive, il est vrai, plus lentement au terme où l'on vise ; mais on y parvient plus surement & avec plus de gloire. Un historien n'est pas un homme qui court dans le stade pour mériter le prix de la vitesse & de la célérité; c'est un sage qui marche à pas lents, & qui considère d'un œil attentif & curieux tout ce qu'il trouve sur ses pas de relatif à son objet ; qui sait s'arrêter où il rencontre un obstacle, jusqu'à ce qu'il l'ait surmonté. L'historien, si l'on veut encore, est un voyageur qui visite les contrées lointaines pour s'instruire & pour en faire son rapport. Il est bien différent de celui qui ne veut qu'arriver promptement, & qui prend la poste : le but de ce dernier est bientôt rempli ; il n'a rien vu ; il ne connoît que sa route & le nom des lieux ; mais il en ignore la véritable position, les aspects, les beautés, les raretés, les loix, les coutumes, les mœurs, &c.... L'historien de l'anatomie ne ressembleroit-il pas à cet homme impatient ? En effet, il a pris, pour ainsi dire, la poste, pour parcourir l'ancien monde, l'Egypte, l'Asie, la Grèce, le vaste empire des Romains, les Gaules, la Germanie, la Grande Bretagne : il a pris la poste pour regarder comme en passant les nouveaux empires, l'Allemagne, l'Italie, la Suisse, la France, l'Espagne, le Portugal, l'Angleterre, la Flandre, la Hollande, le Danemark, la Suède, la Russie, les vastes contrées du Croissant. Ce voyage historique ne lui a coûté que six ans (*g*), bien que les temps qu'il embrasse en renferment trois mille ; & chose merveilleuse, il l'a fait sans savoir les langues de ces différens peuples, & sans truchemens.

Mais puisque ces variantes n'ont point frappé M. Portal, & qu'il a adopté une erreur déja ancienne, en disant que Taliacot est mort en 1553, je vais produire l'autorité d'Alidosi, qui s'exprime ainsi : *Lesse chirurgia e teorica medicina ..... sino all' anno 1599, che morì alli 7 di novembre, d'età cinquantrate.* Mais de peur que l'on ne s'avise de récuser ce témoignage, je le fortifierai d'une foule de preuves qui démontreront évidemment que les époques marquées par Alidosi, tant pour la naissance que pour la mort de Taliacot, sont vraies, & que la date

(*g*) » Six ans entiers que j'ai consacrés à composer mon » histoire .... *Préf. p. xvj.*

mise par M. Portal est d'une fausseté palpable.

1°. La permission accordée pour l'impression de l'ouvrage de Taliacot, date du 9 octobre 1596.

2°. Le frontispice porte 1597.

3°. L'épitre dédicatoire est faite en son nom, & c'est lui qui parle; elle est datée ainsi: *Bononiæ die xxvj mensis martii*, *anni M. D. XCVII.* Un homme qui parle en 1597 ne sauroit être mort en 1553.

4°. Pour ne laisser là-dessus aucun doute, je mettrai ici les propres termes de l'auteur: *Serenissimo principi D. Vincentio Gonzagæ Mantuæ & Montisferrati Duci, Gaspar Taliacotius S.* Or Vincent de Gonzague ne vivoit pas encore en 1553; il ne naquit qu'en 1562. Ce prince qui n'avoit que trente-cinq ans, lorsque notre médecin lui dédia son ouvrage en 1597, mourut en 1612.

5°. Dans cette même épitre, Taliacot nous apprend que Frédéric de Gonzague, cardinal, oncle paternel de Vincent, avoit eu pour lui beaucoup de considération, lui avoit accordé son amitié, l'avoit comblé de présens & d'honneurs. Or Frédéric, qui naquit en 1540 après la mort de son pere, ne fut élu cardinal qu'en 1563, & mourut en 1565, âgé de vingt-cinq ans. Comment Taliacot, mort en 1553, auroit-il donné le titre de cardinal à un prince qui ne fut élevé à cette dignité qu'en 1563? Comment pourroit-il encore se glorifier d'avoir été comblé de présens & d'honneurs avant 1553 par un prince qui à cette époque n'avoit que treize ans?

6°. Je fus chéri (dit encore Taliacot à Vincent) & très estimé de Jean-Vincent de Gonzague, fils de Ferrant ou Ferdinand votre oncle paternel. Mais ce Jean-Vincent, cardinal, dont il parle comme ne vivant plus, ne fut promu à cette dignité qu'en 1578, & mourut en effet en 1591.

7°. Taliacot rappelle encore à son Mécène, que le cardinal Scipion de Gonzague, autrefois protecteur de l'académie des *Otiosi*, avoit eu pour lui une affection singulière. Or Scipion ne fut promu au cardinalat qu'en 1587, sous le pontificat de Sixte V, & ne jouit de cet honneur que six ans, étant mort en 1593. Notre médecin en parle comme ne vivant plus; preuve que lui-même n'étoit pas mort en 1593, ni par conséquent en 1553.

8°. En 1587, Jule Mancini, disciple de Mercurialis, fit imprimer in-8° un traité *de decoratione*, recueilli des leçons de son maître. Il inséra à la suite du chapitre xviij, *pag. 116, 117, 118, 119, 120*, une lettre de Taliacot à Mercurialis, dans laquelle il rend compte à ce dernier de sa méthode de réparer les parties mutilées du visage, & promet de faire imprimer bientôt un ouvrage sur cet objet. Cette lettre, qu'on a retranchée dans l'édit. du livre *de decoratione*, donnée en 1601 in-4°, est datée ainsi dans l'édit. de 1587 (*h*): *Bononiæ die 22 mens. febr. anno à partu virginis MDLXXXVI*. Il vivoit donc en 1586.

9°. M. Portal voudra bien se souvenir, qu'en parlant de LICETI, *tom. ij, p. 378*, il dit qu'on l'*envoya à Boulogne pour y étudier.... la médecine*, & qu'*il y séjourna depuis 1595 jusqu'en 1599*. Si Liceti avoit étudié sous Taliacot, nous aurions encore une preuve que ce médecin n'étoit pas mort en 1553. Et bien nous l'avons cette preuve. *In mentem subit solertissimum* præceptorem *Taliacotium per insitionem consuevisse curtas aures & nares curtaque labia curare, &c....* FORTUN. LICET. de monstris, l. ij, c. 29, p. 126, edit. Patav. 1634, in-4°.

(*h*) Cette édition, qui manque dans la bibliothèque du Roi, se trouve dans celle de la faculté de médecine, où je l'ai vue.

10°. Jule-César Claudinus, (ou plutôt *Claudini*) qui en 1590 étoit déja en réputation, puisqu'en cette année on mit dans l'école de Bologne une inscription à sa louange, dit qu'il a été disciple de Taliacot. Or à cette époque de 1590, il n'avoit pourtant guère que trente ans. Comment Taliacot, mort en 1553, auroit-il été son maître (*i*) ?

Tant de preuves déposent évidemment que Taliacot n'étoit pas mort en 1553, & qu'il vivoit même encore en 1597. On a déja vu qu'Alidosi place sa mort en 1599, à l'âge de cinquante-trois ans. Ces mêmes époques sont assignées par Ghilini, (*Teatro d'huomini illustri, &c.... Venetia, 1647, in-4°, pag. 105, tom. ij*). Voici ses paroles: *Questo grand'huomo, degno in vero di vivere più lungamente, nella età di 53 anni morì nella sua patria, alli 7 di novembre dell' anno 1599*. Tout devient clair par ce moyen, les faits s'arrangent à merveille ; mais aussi il s'ensuit que la naissance de Taliacot doit être placée en 1546.

(*i*) C'est ce même Claudini qui mourut en 1618, *dans l'ordre des Capucins*, suivant M. Portal, *tom.* ij. *p.* 413. Je suis bien fâché de le dire, mais cette anecdote est fausse. Il est bien vrai que Manget qu'on avoit sous les yeux, & qu'on a voulu traduire, a mis, *amictu patrum Capucinorum vestitus, in eorum ecclesiâ sepultus est*. La traduction de M. Portal n'est pas heureuse. Manget a trouvé l'anecdote ou dans Alidosi, ou dans Orlandi. Le premier s'exprime ainsi, *pag.* 75 : *Claudini ... fu portato alla chiesa di frati Capucini, sul monte calvario, in habito da Capucino*. Voici les paroles du second : *Claudini vestito da Cappuccino fu sepolto nella chiesa, &c.* .... On sait que ce fut long-temps une coutume en Italie, en Espagne & ailleurs, de prendre à l'article de la mort, l'habit de moine ou de mendiant, ou au moins de s'en faire revêtir après avoir rendu le dernier soupir, pour être ainsi déposé dans le tombeau.

» La

» La faculté de médecine de Boulogne fit graver » en son honneur, dans une des salles des écoles, » l'inscription suivante ».

D. O. M.

Gaspari Taliacotio civi Bononiensi
Philosopho ac Medico ætatis nostræ celeberrimo,
Cum universam humani corporis anatomen in doctissimorum virorum frequentissimo conventu publicè administratam, facundiâ, methodo ac doctrinâ admirabili explicarit : ejusque incompertas adhuc partes in lucem prodierit ; *animi grati & perpetuæ Memoriæ ergò :*
Lect. Medicique PP.
Ordinariæ anatomes ab illo administratæ monumentum.

Cette inscription ne paroît pas être imprimée ici en style lapidaire, non plus que dans le *dictionnaire de M. Eloy*, qui ne dit point d'où il l'a tirée ; c'est dans cet ouvrage plein de fautes que notre historien l'a copiée. Elle se trouve dans le livre intitulé, *Descriptio Bononiæ, per Georg. Quapnerum.* On y lit *Talcacotio*, comme l'a écrit fidèlement M. Eloy : ce qui est sans doute une faute d'impression dans *Quapnerus ;* car il n'est pas à présumer qu'elle existe sur le marbre.

M. Portal, qui a cru ne devoir pas écrire avec M. Eloy *Talcacotio*, n'a point hésité à copier bien fidèlement d'après lui le reste de cette inscription, sans s'appercevoir que *prodierit* fût une faute bien réelle, qui saute aux yeux, & qui est contre la syntaxe latine ; c'est le prétérit subjonctif du verbe neutre *prodire ;* & il doit y avoir *prodiderit*, (prétérit subjonctif du verbe actif *prodere*) comme on le lit dans *Quapnerus* & dans *Ghilini.* On me pardonnera sans doute cette minutie grammaticale (*k*).

(*k*) Je demande grace encore pour une autre. *Pag.* 28. du *tom.* ij. de l'*hist. de l'anat.* article VAROLI, est insérée

Ghilini, *l. c.* s'exprime ainsi : *Nel studio di citta (Bologna) si vedono intagliate in marmore tre memorie in lode sua.* Il ne rapporte que deux inscriptions ; 1° celle que M. Eloy a fournie à l'historien de l'anatomie, & dans laquelle on lit *prodiderit.* La seconde est en vers latins ; la voici :

Eidem clarissimo atque excellentissimo viro
D. Gaspari Taliacotio.

Ingenium moresque tuos celebramus & artem,
Gaspare, tum docta corpora secta manu.
At magis invisis quod nos cumulaveris auctor
Muneribus tumulos quæ latuere virum.
Ergo pro meritis æternum hoc marmore vives,
Clare vir ingenio, moribus, arte, manu.
Anno M. D. LXXXII. XVI. calend. Januar.

La date de cette inscription peut prouver encore que Taliacot n'étoit pas mort en 1553.

---

l'épitaphe de cet anatomiste, copiée dans Manget. On y lit :

. . . .
. . . .

Qui
medicinam
& chirurgiam percallens
fruendi *calculi peritissimus.*

Si l'on donnoit ces trois derniers mots à expliquer à un écolier de cinquième, il traduiroit sans hésiter *très habile à jouir du calcul ;* mais il n'y trouveroit certainement aucun sens ; il s'appercevroit cependant bientôt qu'il y a dans cette phrase une faute contre les règles de la grammaire, parce que, diroit-il, *fruor* demande un ablatif, il ajouteroit qu'il auroit fallu mettre *fruendi calculo.* Le pauvre enfant n'en comprendroit pas mieux pour cela la pensée, & renonceroit bientôt à y donner un sens. Un lecteur instruit ne doit pas en rester là. Quoique je puisse dire comme un valet de Térence, *Davus sum, non Œdipus,* j'assure qu'il faut lire *eruendi calculi peritissimus.*

M. Portal m'objectera peut-être que Manget a écrit *fruendi,*

» L'on voit dans l'amphithéâtre de cette faculté » la ſtatue de Taliacot qui tient un nez d'une main ».

Sancaſſani, qui avoit étudié la médecine à Bologne, en fait mention, *dilucidazioni fiſico-mediche*, tom. j, pag. 154, col. ij : *Nol ſarà già il famoſo ritrovamento del Tagliacozzi bologneſe, ſul teatro anatomico, in ſua patria, ſta una ſtatova ad eſſo dedicata, e queſta à in mano un grand naſo, in ſegno d'ell' avere, quello, inventato il modo di rifare il naſo a quelli, che perduto lo aveſſero per qualche diſgrazie.*

» Quarante-quatre ans après ſa mort, on fit imprimer ſous ſon nom un ouvrage intitulé :

De curtorum chirurgiâ per inſitionem, ſeu de narium & aurium defectu per inſitionem arte hactenus ignota ſarciendo. Additis inſtrumentis traducis acte. Diligantionum. *Venet.* 1597, in-f°. *Francof.* 1598, in-8°.

Je conviendrois que cet ouvrage a été imprimé quarante-quatre ans après la mort de Taliacot, s'il fût mort en 1553 ; mais j'ai prouvé qu'*il a vécu juſqu'en 1599*. Ce livre fut donc imprimé de ſon vivant.

On vient de lire le titre de l'ouvrage tel qu'il ſe trouve dans l'hiſtoire de la chirurgie. Je défierois dix critiques de la première force, & même de celle de M. Portal, de deviner d'eux-mêmes ce que ſignifient ces deux mots (*acte. Diligantionum.*) ſéparés l'un de l'autre par un point. Sans doute, c'eſt une faute de copiſte ; mais s'il étoit aiſé de voir que ces mots n'offroient aucun ſens, & n'étoient pas même latins, il étoit impoſſible de corriger l'erreur ſans avoir recours à l'ouvrage de Taliacot. En liſant

---

& qu'il n'a fait que le copier. J'en conviendrai, parce que cela eſt vrai ; & j'ajouterai que dans la bibliothèque de Manget, c'eſt évidemment une faute d'impreſſion.

l'épreuve de cette page, l'historien auroit dû s'appercevoir que ces termes étoient au moins défigurés; mais il a prévenu dans sa préface, *pag. xvij*, le reproche qu'on pourroit lui faire à cet égard, en reconnoissant qu'il y a un grand nombre de fautes dans son ouvrage : » Tel est le sort des ouvrages » de science, les ouvriers n'entendant pas la plupart » des noms propres & des termes techniques, ne » peuvent saisir la vraie lecture sur le manuscrit, & » les *éditeurs* remplis de leur matière, les lisent » tels qu'ils devroient être ». Malheureusement il ne s'agit pas ici de termes techniques. J'ouvre Taliacot, & je lis : *additis* cutis *traducis instrumentorum omnium atque* deligationum *iconibus & tabulis*.

» Cet ouvrage est divisé en deux livres, après » lesquels on trouve vingt-deux planches. Le pre- » mier livre contient vingt-quatre chapitres ».

Il en contient vingt-cinq : le sommaire du dernier est énoncé ainsi, *pag. 90 : Solutio quorumdam problematum quæ in hoc tractatu occurrunt*.

» Dans les dix premiers, l'auteur fait l'éloge des » différentes parties dont la face est composée ».

Ceci n'est pas exact, car le premier chapitre ne contient point l'éloge de ces parties : le sommaire seul annonce le contraire; le voici : *Capitulum primum in quo operis subjectum, ejus præstantia & utilitas, unà cum faciei appellationibus explicantur*.

Un simple coup d'œil sur le sommaire du septième apprend le sujet qui y est traité: *Pro Galeno pugnatur, de expurgatione cerebri per nares & palatum;* sept pages *in-folio* sont employées en faveur de Galien; & dans le peu de lignes qui restent, *reliquæ narium dignitates recensentur*.

Le huitième chapitre eſt deſtiné tout entier à faire la deſcription anatomique du nez.

Dans le neuvième, l'auteur, après avoir parlé de l'agrément que les lèvres donnent au viſage, en décrit la compoſition en anatomiſte.

Le dixième n'eſt pas non plus uniquement conſacré à faire l'éloge des oreilles ; car Taliacot y entre dans quelque détail ſur leur ſtructure.

En ſuivant ſon plan, M. Portal devoit examiner ces deſcriptions anatomiques, & voir ſi Taliacot les a faites en homme qui a manié le ſcalpel, & ſi elles répondent à la réputation de ce profeſſeur d'anatomie. Mais notre hiſtorien ne s'eſt pas apperçu qu'il y eût de l'anatomie dans ces dix chapitres ; ce qui prouveroit preſque qu'il s'eſt contenté d'en parcourir légérement le commencement : autrement il n'auroit pas manqué de porter ſon jugement ſur Taliacot comme anatomiſte.

» Ainſi il dit d'après Joſephe, à l'égard du nez, » que dans certains pays on élit pour roi celui qui » a le plus gros nez, &c. . . . *Naſus ergò tantæ eſt* » *exiſtimationis, ut ex ejus decore ornatuque ſumma* » *ſacerdotia, ampliſſima imperia & regna latiſſima pendere videantur* ».

Voilà très certainement une de ces anecdotes ſingulières qu'il étoit bon de ne pas ignorer, & même de conſerver. Il s'en trouve quelques autres ſemblables dans l'hiſtoire de l'anatomie & de la chirurgie. On doit ſavoir gré à l'auteur de les avoir recueillies, & de les avoir inſérées dans ſon ouvrage, qui par cela ſeul paſſera toujours pour curieux, inſtructif, agréable, capable de plaire, plaiſant même, & peut-être original. Perſonne ne ſe feroit aviſé de ſoupçonner de fauſſeté cette jolie anecdote, ſur-tout lorsqu'on voit notre historien citer exactement la page de l'ouvrage de Taliacot, d'où il dit l'avoir prise. Comme ce trait m'a paru neuf, & que je ne me souvenois point de l'avoir jamais lu ni dans Josephe, ni ailleurs, je crus devoir recourir au livre cité. Quelle a été ma surprise de ne l'y pas trouver! On ne sera pas moins étonné que moi, quand on aura lu le passage que je rapporterai entier, quoiqu'il soit un peu long. *Inest præterea naso nescio quid augustum & regium; an quia forma corporis & animæ decoris index sit? an quia peculiaris quædam imperandi dexteritas, & prudentia in eo eniteat? Sic in rege suo Persæ nasum aquilinum admirantur; sic in veteri lege,* qui vel parvo, vel grandi, vel torto naso erant, *sacerdotio & sacrificiis arcebantur. Tantum tribuitur honoris ipsis naribus, ut iis qui careant, ad gubernacula penitùs non admittantur. Id Hircano Judæorum regi obtigit, qui mulctatus à fratre naribus & auribus imperio cedere coactus fuit. Sic Martina Constantini Heraclii imperatoris noverca, dum Heraclæone filio regnum astrueret, interfecto venenis privigno unà cum filio à senatu expellitur, alteri quidem, ut ineptus esset ad gubernacula, resecto naso; alteri verò linguâ amputatâ, quo justas in filium cædis pœnas lueret. Sic imperatores duo Justinianus & Leontius easdem ob causas hoc supplicium subierunt. Ille enim, pravi vir ingenii, & ab orthodoxâ fide alieni, factus invisior suis, tam ob crudelitatem, quàm quod synodum sextam revocare, & Sergium papam repugnantem, è sede pontificiâ demoliri ausus esset, conspirantibus Leontio patricio, & Gallinico patriarchâ, naribus spoliatur, atque in exilium pellitur. Leontius autem cùm imperii habenas arripuisset per Absimarum quem præfecturâ exercitus ornârat, solio dejectus, & in vincula detrusus, suæ ergà dominum perfidiæ pari supplicio, pœnas dedit. Nasus ergo tantæ est existimationis, ut ex ejus decore ornatuque, ſumma ſacerdotia, ampliſſima imperia & regna latiſſima pendere videantur.* lib. j, pag. 18.

Je ne vois point dans ce paſſage, & perſonne n'y verra que dans certains pays on élit pour roi celui qui a le plus gros nez. Mais on en conclura que Taliacot regardoit le nez comme une partie qui contribue beaucoup à l'agrément du viſage; & c'eſt ce dont tout le monde convient. Ce paſſage rappelle, ce qui eſt encore vrai, que les peuples ont toujours aimé à être commandés par des princes dont les parties bien proportionnées du viſage forment un bel enſemble qui les fait contempler avec un plaiſir mêlé de reſpect. La régularité des traits prévient, ſéduit, captive, & conduit de l'admiration à l'amour; leur irrégularité déplaît, rebute, révolte. Ces deux ſenſations ſi différentes, ne les éprouvons-nous pas tous les jours, comme les anciens les ont éprouvées? Un beau viſage, dit un philoſophe françois du ſiècle dernier, eſt le plus beau de tous les ſpectacles. Il n'eſt donc pas ſurprenant que le légiſlateur des Juifs ait porté cette loi qu'on lit dans le Lévitique, ch. xxj, verſ. 18: *Nec accedet ad miniſterium ejus ..... ſi parvo, vel grandi, vel torto naſo.....* Mais cette loi, qui éloignoit du ſacerdoce ceux qui avoient un petit nez, n'en permettoit pas non plus l'entrée à ceux qui l'avoient gros ou de travers. Ce ſont pourtant ces paroles ſi ſimples du texte ſacré, rapportées par Taliacot, qui ont induit en erreur l'hiſtorien de l'anatomie & de la chirurgie; c'eſt de là qu'il a pris très gratuitement que dans certains pays on éliſoit pour roi celui qui avoit le plus gros nez. Car Joſephe n'a rien dit de ſemblable, ni Taliacot lui-même. On ne conçoit pas comment M. Portal a pu expliquer ce texte si clair, autrement qu'il ne se présente naturellement. Auroit-il donné à *grandis* la signification de *long* ? Or comme, suivant cette interprétation, les petits nez, les longs & les tortus formoient une exclusion au sacerdoce, il en aura conclu que le thrône étoit le partage de celui qui avoit le plus gros nez. L'erreur cependant seroit grossière ; car le mot *grandis* ne doit pas se prendre dans le sens de *long*, mais dans celui de *gros*, d'*ample*, d'*étendu*, de *vaste*, de *lourd*, de *pesant*, & même de *noble*, de *sublime*. Ainsi les Latins ont dit *natu grandis*, en parlant d'un homme avancé en âge ; *grande pondus*, pour exprimer une lourde masse, soit qu'on la considère du côté de sa pesanteur spécifique, ou du côté de son volume ; *grandis oratio*, pour signifier une élocution noble & sublime.

Tout ceci bien entendu & réduit à sa juste valeur, ne signifie autre chose, sinon que l'on écartoit du sacerdoce & du thrône ceux qui avoient au visage quelque difformité remarquable, & particulièrement ceux qui avoient les lèvres fendues, ou le nez & les oreilles coupés. Est-il rien en effet qui défigure davantage un homme que la mutilation de ces parties ? rien en même temps qui le dégrade davantage, & qui le plonge dans une humiliation plus profonde ? Cette mutilation cruelle & barbare fut d'abord imaginée comme une marque d'infamie pour punir certains crimes : mais dans des siècles d'horreurs la vengeance & l'ambition l'ont fait plus d'une fois servir à l'égard de ceux qu'on vouloit exclure du gouvernement & de l'empire. Taliacot en rapporte des exemples bien connus, sans ajouter l'anecdote recueillie & produite par M. Portal.

Ce que Taliacot dit des Perses, d'après Paul Jove, paroît avoir été tiré de Plutarque, lequel s'exprime ainsi : Πέρσαι τῶν γρυπῶν ἐρῶσι, καὶ καλλίστους ὑπολαμβάνουσι, διὰ τὸ, Κῦρον, ἀγαπηθέντα μάλιστα τῶν βασιλέων, γεγονέναι γρυπὸν τὸ εἶδος. » Les Perses aiment les nez » aquilins, & les regardent comme les plus beaux, » parce que Cyrus, celui de leurs rois qu'ils ont le » plus chéri, en avoit un de cette forme ». *Apophth. pag. 172, tom. ij, edit. Parif. 1624, fol.* Plutarque répète la même chose, *pag. 821 E. F*, dans le traité intitulé *Reipublicæ gerendæ præcepta.* Mais un nez aquilin n'eſt pas un gros nez.

Quant à Joſephe, voyons s'il a fourni à Taliacot l'anecdote inſérée dans l'hiſtoire de l'anatomie. Le médecin de Bologne cite en marge le 24 l. *Antiquit. judaï.* C'eſt une erreur typographique ; il faut *l.* 14, car cet ouvrage de Joſephe n'a que 20 livres. Voici les propres termes de l'hiſtorien juif : (Ἀντίγονος) φοβούμενος δὲ τὸν Ὑρκανὸν, μὴ τὸ πλῆθος αὐτῷ τὴν βασιλείαν ἀποκαταστήσῃ παρασχὸν . . . . ἀποτέμνει αὐτοῦ τὰ ὦτα, πραγματευόμενος μηκέτ' αὖθις εἰς αὐτὸν ἀφικέσθαι τὴν ἀρχιερωσύνην διὰ τὸ λελωβῆσθαι, τοῦ νόμου τῶν ὁλοκλήρων εἶναι τὴν τιμὴν ἀξιοῦντος, *pag. 497, E. edit. Genev. 1611, fol.* » Antigone, craignant que Hyrcan ne fût » rétabli ſur le thrône par la faveur du peuple . . . . » . . . . . lui fit couper les oreilles, afin de l'exclure » de la grande ſacrificature par cette mutilation, la » loi n'en permettant l'exercice qu'à ceux dont toutes » les parties du corps étoient entières ». Il n'eſt pas même queſtion de nez coupé dans ce récit, quoique Taliacot faſſe dire à Joſephe qu'Antigone ait mutilé cette partie dans Hyrcan.

Que deviendra donc cette anecdote : *dans certains pays on élit pour roi celui qui a le plus gros nez ?* Ce qu'elle pourra, peu importe. Elle ira, ſi l'on veut, groſſir un certain livre intitulé l'*art de déſopiler la rate.*

» Notre auteur fait dans des termes à peu près » pareils l'éloge des autres parties ».

Ceci semble mis uniquement pour annoncer qu'on a lu ces dix premiers chapitres, puisqu'on en porte son jugement ; mais on aura peine à se persuader que ce qui est dit ici soit fort exact, ni fort juste, si l'on fait attention que l'agrément, que donnent au visage les lèvres & les oreilles, est bien différent de celui que procure le nez, bien que toutes ces parties y concourent ensemble. Mais l'inexactitude se sentira bien mieux, si l'on prend la peine de lire soi-même Taliacot.

» Dans le onzième chapitre & les suivans, Taliacot » donne les moyens de substituer de nouvelles par- » ties à la face, lorsqu'elle en est privée, à la suite » des plaies ou de quelqu'autre chose. Ce n'est pas » la couleur, les membres charnus, les cheveux & » autres attributs que nous rendons, mais seulement » les membres qu'on a perdus par accident, & dont » on a besoin plutôt pour remplir des fonctions inté- » ressantes que pour l'agrément : *non fucis illibera-* » *libus, sed præstantibus auxiliis, non ut mangones,* » *sed ut bonos medicos decet.* C'est pourquoi, dit-il, » dans mon opération, je consulte plutôt l'utile » que l'agréable ».

» La méthode de substituer une nouvelle partie » dans le corps humain, a de l'analogie avec celle » que l'on pratique sur les arbres, lorsqu'on les ente. » Les anciens ont connu la propriété que les arbres » ont de s'identifier avec d'autres arbres de différentes » espèces pour produire du fruit nouveau. Columella » & Caton, ces fameux agriculteurs, l'ont mise en » usage, & *ont tiré de ce phénomène quelques consé-* » *quences relatives au corps humain* ».

Caton, & Columelle qui eſt venu après, ont décrit différentes manières de greffer; cela eſt vrai. Mais Taliacot ne dit pas qu'ils en aient tiré aucunes conſéquences relatives au corps humain. M. Portal ne les a ſurement pas vues non plus dans les traités d'agriculture que nous avons de ces deux agriculteurs. Il en conviendra lui-même, s'il veut prendre la peine de les conſulter : & s'il lit avec attention le paſſage de Taliacot, dont il cite fidèlement la page 45, il ſera forcé d'avouer qu'il ne l'a point entendu, quoique le texte ne ſoit point obſcur : le voici; *Hæc igitur inſitionum genera duo poſtrema, qui rectè conſideraverit, videbit certè* primos hujus artis noſtræ fundatores, *ad hanc artificioſam operationem, quemadmodum & nos, certâ conjecturâ perductos fuiſſe, ut decurtatas noſtri corporis partes hoc aliquo modo reſtitui, & renovari haud dubio exiſtimaverint. Cùm enim ipſæ arbores naturâ planè diſſentientes, per traducem, longo licèt intervallo, exactè adeò coaleſcere, ut in idem ingenium abirent, & firmiter conjungi viderent, idcircò facilius multo, & minori temporis impendio, quod temperie convenirent amputata membra cum aliis iiſque ſalvis, uniri poſſe crediderunt.* TALIAC. l. j, p. 45, lin. 9, 10 & ſeq. Comme ce texte eſt important, je le rendrai preſque mot pour mot, obſervant ſeulement que la traduction en ſoit intelligible. » Si » l'on conſidère avec attention ces deux eſpèces de » greffes, on verra certainement que les premiers » fondateurs de l'art ſur lequel nous écrivons, (*hu-* » *jus artis noſtræ fundatores*; ceci n'eſt pas équivo- » que;) ont été, ainſi que nous, conduits par une » conjecture non douteuſe, à faire cette opération » artificielle; en ſorte qu'ils n'ont pas héſité à croire » que l'on pouvoit par ce moyen rétablir & réparer » les parties de notre corps qui avoient été tron-

» quées. Car comme ils voyoient des arbres d'une » nature absolument différente, placés à une distance » considérable l'un de l'autre (quatre pieds), se » coller par le moyen d'une longue branche de l'un » attachée à la souche de l'autre (*per traducem*), au » point de prendre le même caractère ; comme d'ail- » leurs ils les voyoient s'unir fortement, ils ont jugé » par une conséquence nécessaire, que des membres » coupés pourroient se joindre bien plus aisément, & » en beaucoup moins de temps, avec d'autres mem- » bres, d'ailleurs sains & d'une nature analogue ». Il est clair comme le jour que Taliacot ne dit point que Caton, ni Columelle, ni les agriculteurs, aient tiré, de leurs opérations sur les arbres, aucunes conséquences relatives au corps humain.

Ce qui suit, & que M. Portal a mis avec des guillemets, pour avertir sans doute que c'est la traduction du texte de son auteur, n'a pas été mieux saisi.

» Touché de ces fortes raisons, dit Taliacot, *ceux* » *qui les premiers ont enté les arbres*, ont sagement » pensé que les parties de notre corps coupées ou » divisées, pouvoient être rapiécées & rendues à » leur premier état. Leurs réflexions ne furent point » de pure spéculation; ils tentèrent cette opération » sur l'homme, & cette opération leur réussit, &c. ».

Voilà des agriculteurs bien hardis. Sans avoir opéré que sur des arbres, ils osent d'une main assurée exécuter leur méthode sur leurs semblables; & leur témérité est couronnée du succès. Vous dites peut-être, Monsieur, *audaces fortuna juvat:* vous le diriez trop tôt; car ceci est une supposition que le texte seul de Taliacot va détruire. » *His itaque rationibus permoti* (hujus artis nostræ fundatores, *&* *non pas* agricultores), *qui ad hanc artem* (l'art de refaire les nez, &c.) *primò se transtulerunt, non insulsi naturæ æmuli, partes quoque corporis nostri amputatas, aut quovis modo recisas, resarciri, & in integrum restitui posse autumarunt, cùmque ad operationem consemet recepissent, haud infeliciter consecuti sunt. Convenit enim si quis rem introspiciat, hæc ars rectæ insitioni, & non saltem uni generi, sed duobus, imò tribus maximè convenit, inoculationi nimirùm, per traducem, insitioni, & quæ surculum à matre pendentem recipit.* Cette dernière phrase est concluante; on y voit bien expressément la méthode de raccommoder les parties mutilées, en opposition avec les trois manières de greffer.

On concevra difficilement comment un homme, très versé dans la langue latine, a pu interpréter, comme il l'a fait, les paroles bien claires & bien précises d'un auteur de chirurgie; art qu'il possède, qu'il enseigne, sur lequel il a écrit.

J'omettrai ici environ 20 ou 21 lignes du texte de l'histoire de la chirurgie, sur lesquelles je ne veux rien dire; je m'arrêterai un moment sur celles qui suivent.

» S'il est question d'un nez, une des extrémités » du lambeau *des chairs* jointe à un des bords du » nez, on coupera la peau à une certaine distance; » on la reploie, on la façonne, on fait une légère » plaie à l'autre bord du nez, & on y applique l'autre » extrémité du lambeau de la peau ».

Taliacot est formellement contraire à ceci : *Diximus enim suprà, cutim esse materiam undè refectio curtorum paranda sit.... Ex quo recensiorum error, qui* è carne *nares resarciri dicunt.... Cutis.... commune velamentum totius corporis.... ad nostrum usum transfertur.* lib. j, pag. 46, 47. Voilà donc notre historien qui tombe lui-même dans l'erreur des contemporains de Taliacot, qui cependant avoit eu l'attention de la relever, parce qu'il la croyoit considérable.

» Il vaut mieux prendre un plus gros lambeau » qu'un petit, parce qu'il vaut mieux avoir un gros » nez qu'un petit : *minus enim malum est amplas gestare » nares & prolixas .... quàm imminutas & deformes.*

Taliacot ne dit pas dans un sens absolu, qu'il vaille mieux avoir un gros nez qu'un petit. Sa pensée est énervée & un peu dénaturée. Ce médecin-chirurgien, après avoir dit que la peau du bras ajoutée au nez se resserroit par l'impression de l'air froid, & que ce rétrécissement causoit une difformité dans le visage, recommande, pour l'éviter, de lever une large bande de peau ; puis il ajoute : *minus enim malum est amplas gestare nares & prolixas*, atque id per breve saltem spatium, *quàm imminutas & deformes*, per integrum vitæ curriculum, *circumferre ;* ce qui est, ce me semble, fort différent. M. Portal auroit rendu la pensée de Taliacot, s'il se fût exprimé ainsi en françois ; *c'est un moindre inconvénient d'avoir*, durant un court espace de temps, *des narines amples & étendues, que d'en porter* durant toute sa vie *de courtes & de difformes.*

Après huit lignes que j'omets à dessein, notre historien parle ainsi :

» Dans la seconde partie de cet ouvrage, l'auteur » donne, pour ainsi dire, un *commentaire* de la pre- » mière.

Ce mot est bien trouvé pour caractériser la seconde partie de l'ouvrage de Taliacot : il exempte d'entrer dans un long détail. Mais pour quiconque l'aura lue, le mot de commentaire ne vaudra plus rien.

» Il détaille les préceptes relatifs au régime, au » temps où il convient d'opérer, aux symptômes » qu'il faut combattre ou prévenir ».

On voit que M. Portal a jeté un coup d'œil sur le sommaire de quelques chapitres. Mais en deux mots, Taliacot nous en apprend plus que lui; *Liber secundus qui est* de hujus artis praxi.

» Taliacot rapporte plusieurs observations en fa» veur de sa méthode (*pag.* 52.)

Je ne trouve point ces observations à la page 52 du premier livre de Taliacot, ni à la page 52 du second. Je n'en vois point ailleurs de proprement dites, & dans le sens que les médecins & les chirurgiens attachent à ce mot. Seulement je lis, *pag.* 86, *lin. ultim.* & *pag.* 87, *lin.* 1, *lib. j. Hoc porrò curtorum genus* rarò admodum *occurrit, idque nos* bis tantummodo *vidimus, & divino auxilio* feliciter satis *curavimus; quin imò dum hæc meditaremur, obtulit se eques quidam melitensis cui in monomachiâ, quod* mirum est, hanc ipsius nares calamitatem exceperant.

Je vois encore, *lib. ij, pag.* 59, *lin.* 2, 3 & *seq. Quam naturæ copulam non æquè satis admirari cogimur & extollere, atque præcipuè, quod quidam non imperiti rerum medicarum, nec vulgares homines, adeò laxo inter se nexu partes hasce colligatas esse dixerint, ut si, paulo duriusculè contrectentur, ilicèt decidant. Nec tanti quidem faceremus hanc opinionem, quam alias, nec enarratione dignam censemus* (il faut sans doute *censeremus*,) *nisi & ad cætera quæ ad insitionis operam referuntur, hoc salubre documentum aggregassent. Aiunt enim: quæ cùm scripserit vir in reliquis medicinæ operibus sane peritissimus, excusabiliorem reddit viri clarissimi cujusdam opinionem, tale nescio quid suspicantis. Fuit enim cum nobili adolescenti cuidam nares restauraturus ut is ad unum ex purpuratis romanæ ecclesiæ proceribus negotii causâ accederet, qui aspiciens ejus nares tectas, dixit: numquid sunt nares restitutæ, & ex carne factitatæ? asseverat nobilis adolescens. Tunc rogavit si liceret eas detegere: libentissimè fore ut detegeret. Nunquam enim antea conspexerat. Ilicò secedens à conspectu adolescens quo detegeret, & à sordibus nares expurgaret; ei clamavit purpuratus: cave ne sequantur. Sed hæc non sugillando à nobis recensentur, nisi ut ab injuriâ artem nostram vindicemus, & quas notas hæc hominum inscitia inussit, abstergamus. Manant enim facillimè in mentes hominum fabulæ, & sæpè falsum pro vero vulgus arripit.* Mais on ne donnera jamais à ceci le nom d'observation.

Taliacot assure qu'on peut modeler parfaitement une oreille; & à ce sujet il s'exprime ainsi, (*lib. ij, pag. 93, lin. 22.*) *Attestatur hoc monachus quidam ex familiâ D. Benedicti cui media auriculæ pars, eaque inferior, tam eleganter, tam venustè restituta fuit, ut id & nostrum & aliorum qui astabant, captum excederet.* Ce court récit ne sera pas non plus regardé comme une observation.

» Des vingt-deux planches qu'on trouve à la fin » de cet ouvrage, deux représentent les instrumens » nécessaires; & dans les trois suivantes on voit » les *portraits* de plusieurs sujets qui manquent de » nez, avec un bras nud, sur lequel l'auteur a » *dessiné un lambeau de peau* ».

Il eût été plus exact de dire: on a indiqué dans la troisième planche par deux lettres *A. B.* sur l'avant-bras, l'endroit d'où l'on prend la peau: on voit dans la quatrième ce qu'il faut en enlever: & dans la cinquième on a représenté la portion de peau enlevée, mais encore adhérente par sa partie inférieure, vers le pli du bras.

» La

» La sixième planche représente une *espèce de ca-
» saque* avec une capote que l'auteur fait mettre à
» ses pauvres patiens ».

Le lecteur ne devine pas trop de quelle utilité peut être cette casaque ; quelques mots de plus l'en auroient instruit ; il n'y avoit qu'à ajouter qu'elle étoit spécialement destinée à fixer les chefs du bandage qui doit tenir pendant près de quarante jours le bras plié & rapproché de la partie qu'il faut réparer.

» Dans la septième on voit *quelques bandages*, &
» quelques aiguilles nécessaires à l'opération ».

Il falloit dire *la forme des bandes réunies*, ou *du bandage* dont Taliacot se servoit pour tenir en situation le bras & l'avant-bras du malade.

» Dans les huitième, neuvième, dixième & on-
» zième, Taliacot a fait représenter ses malades
» dans différentes positions ».

Ceci est trop vague ; on auroit dû ajouter, de manière que dans la huitième le bandage est vu antérieurement ; dans la neuvième, postérieurement : que dans la dixième est dessiné un homme qui porte au bout du nez un morceau de la peau qui s'y est réunie, & qu'on a séparé du bras : que la dixième représente le bandage employé pour achever la guérison.

» Les planches douze, treize & quatorze contien-
» nent quelques instrumens & machines dont il faut
» se servir pour terminer l'opération.

» Dans la planche quinzième on voit un homme
» qui a *recouvert* son nez par la méthode de Taliacot;
» mais qui a une plaie à son bras ».

Est-ce par une erreur typographique, qu'on trouve ici le mot *recouvert*, au lieu de *recouvré* que le sens demande nécessairement ?

» Dans les *six* dernières planches, l'auteur donne » une idée de la méthode de reſtituer les lèvres & » les oreilles ».

Puiſqu'on deſcendoit dans ce détail par rapport aux planches, il falloit le bien faire, & dire : la ſeizième repréſente un homme dont la lèvre ſupérieure eſt mutilée, & dont on a levé la peau de l'avant-bras qui doit ſervir à la réparer : la dix-ſeptième, le bandage employé pour rapprocher de la lèvre la portion de peau levée de l'avant-bras : la dix-huitième & la dix-neuvième regardent la lèvre inférieure : dans la vingtième eſt repréſenté le bandage dont on ſe ſert pour l'une & l'autre lèvre, après la réunion de la peau ajoutée ; on y voit auſſi la partie commençant à ſe rétablir. Les vingt-unième & vingt-deuxième ſont relatives à la réparation des oreilles.

» Ces planches, quoique très groſſières, forment » une collection aſſez ſuivie, & qui donne une idée » plus claire de la méthode de Taliacot que ſon » propre ouvrage, qui eſt fort obſcur & fort confus ».

Il faut en effet que l'hiſtorien de la chirurgie ait trouvé cet ouvrage bien obſcur, pour avancer que des figures groſſières donnent une idée plus claire de la méthode de Taliacot, que ſes deſcriptions. Je crois néanmoins bien ſincèrement qu'il lui a paru tel : les preuves n'en ſont pas équivoques. Mais le lecteur impartial eſt à portée de juger s'il y a tant d'obſcurité dans les paſſages latins que j'ai produits. J'oſe même aſſurer que tous ceux qui les auront entendus, ne ſeront pas plus embarraſſés en liſant le traité entier. Cependant Corteſius, *in miſcell.* loue ainſi Taliacot, & ſon livre ; (Taliacotius vir doctiſſimus atque ingenioſiſſimus) . . . . . . *duobus pulcherrimis & elegantiſſimis libris totam hanc artem miro ordine ac doctrinâ pertrac-*

tavit. Fortunius Liceti, (dont les *ouvrages méritent en général l'approbation des gens instruits*, dit M. Portal, tom. ij, pag. 378,) appelle l'ouvrage du médecin de Bologne *disertissimum libellum.* Est-ce ainsi qu'on parle d'un livre fort obscur & fort confus ? Mais si le critique des anatomistes & des chirurgiens vient à récuser ce témoignage (*l*) de Liceti, je puis lui

(*l*) Je crains qu'il ne le fasse, & qu'il ne veuille détruire cet éloge, par ces paroles contradictoires qu'il met un peu plus loin, *pag.* 382. *Liceti a joui d'une réputation peu méritée; les éloges, que les historiens lui donnent, désignent un grand homme qu'on ne reconnoît plus lorsqu'on lit ses écrits.* Je puis prendre contre M. Portal le passage de la *pag.* 378; mais il se défendra par celui de la *pag.* 382, qui est le dernier jugement. En bonne critique pourtant on ne l'admettra pas, à moins qu'il ne soit prouvé auparavant que ces deux passages vont à l'appui l'un de l'autre.

Ma crainte est d'autant mieux fondée, que je vois l'auteur essayer d'employer pour sa justification un fait opposé à celui qu'il avoit avancé ailleurs. C'est dans sa lettre à M. Petit, *pag.* 29: écoutons-le parler. » Votre infatigable prevôt, » Monsieur, se seroit sans doute épargné ces longs calculs, » s'il étoit un peu mieux versé dans l'histoire de la science » qu'il cultive sous vos auspices. S'il avoit même lu mon » ouvrage avec attention, il auroit vu que j'ai parlé de deux » *Guillemeau*, savoir, de *Jacques Guillemeau* père, chirur- » gien des rois Charles IX & Henri IV, mort en 1609; » & de *Charles Guillemeau* fils, d'abord chirurgien du roi, » & ensuite docteur-régent de la faculté de médecine de Pa- » ris. Or c'est celui-ci qui fut disciple de Riolan. Il publia » en 1612 son traité sur *les muscles*, c'est-à-dire, trois ans » après la mort de *Jacques Guillemeau* son père, avec le- » quel votre prevôt ne l'auroit pas certainement confondu, » s'il vous avoit consulté ». M. Portal a bien distingué deux *Guillemeau*; mais il a dit pourtant très positivement, *t.* ij, *pag.* 180, que *Jacques Guillemeau étoit disciple de Riolan;* & *pag.* 182, il a mis nommément au nombre des ouvrages de ce même *Jacques*, *l'histoire de tous les muscles du corps humain*, &c.... Dans le même *tom.* ij, *pag.* 404, en parlant

en offrir un plus solide, sans doute à son gré; celui d'un homme dont il fait cet éloge, *tom. V, p. 23. Platner, célèbre professeur.... excella.... dans la chirurgie en général:* or il s'exprime ainsi en parlant de

---

de *Charles*, il ne détruit point ce qu'il a dit plus haut, bien qu'il lui attribue un ouvrage intit. *Ostomyologie*....Paris, 1615, in-8°. Je conviens que dans le *tom.* V. *supplém. pag.* 615 & 616, il regarde *Charles* comme l'auteur de l'*histoire de tous les muscles*, mais sans avouer qu'il s'étoit trompé en le donnant à *Jacques*. Cependant M. Portal n'a sûrement pas écrit sa lettre sans relire les articles de *Jacques* & de *Charles* G. & par conséquent sans s'appercevoir de l'erreur qu'il avoit commise : il n'en a pas fait néanmoins l'aveu ; aveu qui (selon lui, *t. j. p.* 37.)..... *caractérise l'homme véritablement grand, véritablement sage*..... (& *pag.* 240) *qui caractérise une ame noble & désintéressée*. Il s'est comporté bien autrement, lui qui s'est écrié, *pag.* 155 : *pourquoi faut-il que les esprits médiocres agissent différemment?* Il sembleroit même qu'il n'ait pas commis cette faute, de la manière dont il se défend.

Quoi qu'il en soit, elle est réelle, avouée ou non. Et l'*histoire de tous les muscles*, &c.... est certainement de *Charles Guillemeau*. *Jacques* en avertit lui-même dans l'édition de ses œuvres, 1612, *in-folio*, où ce traité comprenant 29 pag. non chiffrées est inséré à la suite de ses tables anatomiques. Mais je demande à M. Portal s'il a vu, non pas l'*Ostomyologie*, mais le traité intit. *histoire de tous les muscles*, imprimé cette même année 1612, & *in*-8°, comme il le dit dans sa lettre, *page* 30 ; & sous la même date, *in*-12, comme il l'avance *tom.* V. *supplém. p.* 616. Il auroit bien dû nous apprendre aussi en quoi l'*histoire des muscles* diffère de l'*Ostomyologie* ; je vois bien que ce dernier titre annonce une description des os & des muscles : mais l'histoire de ces derniers, dans cette édition de 1615, est-elle la même que celle qui se lit dans l'*in-folio*, dans l'*in*-8°. & dans l'*in*-12 de 1612?

Je dirai encore un mot sur *Jacques Guillemeau, mort le 13 Mars* 1609, suivant Devaux, date copiée par Moreri, par M. Eloy, par M. Portal. Ce dernier est bien sûr de son fait sans doute, puisqu'après l'avoir dit *tom.* ij, *pag.* 181, il le répète dans sa lettre. Je le prie en ce cas de m'expliquer

l'ouvrage de Taliacot ; . . . . . . *Legi meretur . . . . liber, qui certè egregiâ & eleganti doctrinâ abundat.* Instit. chir. p. 379, édit. 1745, in-8°. S'il l'eût trouvé fort obscur, fort diffus, & inintelligible en plusieurs endroits, auroit-il avancé qu'il mérite d'être lu, que sa doctrine est excellente & élégamment présentée ?

Il paroît encore singulier que des figures grossières puissent donner une idée claire d'une opération, tandis que les figures faites avec le plus de soin ne suppléent jamais à la description, car elles ne sauroient représenter qu'un temps de l'opération ; & il en faut plusieurs pour l'exécuter, quelque simple qu'elle soit.

» A force d'érudition romanesque, l'auteur a rendu » inintelligibles plusieurs endroits de son ouvrage ».

La plus douce qualification qu'on puisse donner à cette critique, c'est de l'appeler hazardée. Les endroits où Taliacot a mis de l'érudition (*m*), sans

comment il a pu arriver que ce chirurgien mort le 13 Mars 1609, ait assisté le 15 Mai 1610 à l'ouverture du corps de Henri le Grand, & en ait signé le procès verbal ? Comment encore il a pu se faire que le même *Jacques Guillemeau* ait dédié & présenté ses œuvres & son fils Charles à Louis XIII en 1612 ? Dans un écrit imprimé en 1614, on parle de lui comme ne vivant plus ; il termina probablement sa carrière en 1613. J'ai la preuve qu'il naquit en 1550 ; par conséquent il ne *florissoit* pas, comme l'avance M. Portal, *tom.* ij, *pag.* 180, *vers l'année* 1560, où il n'avoit que dix ans.

(*m*) Quel intérêt a donc M. Portal de haïr si fort l'érudition ? Il crie contre elle en plusieurs endroits de son ouvrage, & notamment *tom.* j, *p.* 205. *L'érudition pédantesque est aujourd'hui le partage de la plupart des écrivains.* Jamais on n'a moins vu qu'aujourd'hui d'érudition en général, où la plus grande partie des livres nouveaux sont de pures compilations ; un compilateur n'est rien moins qu'érudit.

qu'on ait droit de la nommer romanesque, ne regardent point la chirurgie. Cette censure ne tombe sans doute que sur les chapitres où il fait l'éloge des parties du visage. Mais lorsqu'il emprunte des autorités pour appuyer ce qu'il dit, il est intelligible & très intelligible. Une érudition puisée dans la bible, dans Josephe, dans Virgile, dans Paul-Jove, &c.... & dans d'autres auteurs les plus graves & les plus estimés, est-elle romanesque? Quel nom lui auroit donné M. Portal, si Taliacot eût forcé des textes pour prouver que dans certains pays on élit pour roi celui qui a le plus gros nez? J'avoue pourtant que l'érudition du médecin de Bologne mériteroit l'épithète de romanesque, s'il eût cité des fables ridicules, pour étayer des rêveries ou des idées chimériques.

» Quoique la méthode de Taliacot paroisse absurde » & éloignée de toute vraisemblance, elle a cependant été admise par des savans du premier ordre. » M. Haller en fait l'énumération ».

L'historien de l'anatomie va la copier, soit en la traduisant, soit en la paraphrasant. Je dois avertir ici que la paraphrase est fort de son goût; il y excelle sur-tout, lorsqu'il veut étendre les trop courtes notices qu'il trouve dans le *studium medicum*.

» Elle avoit été exécutée avant Taliacot en » 1442, suivant P. Ronzanus, Evêque de Toscane, » tom. viij des annales du monde, par Brancas, » chirurgien de Sicile, qui en étoit l'inventeur, & » par Antoine son fils, qui perfectionna cette mé» thode, & qui répara par ce nouvel art des oreilles » & des lèvres ». [M. Portal a négligé de copier de suite la citation de M. Haller; ce qui lui fera dire tout-à-l'heure une chose fausse : il y a dans le *Stud. med.* pag. 729, *Apud Gimmam in scriptorib. ital.*]

C'est la faute de M. Haller, si on lit ici *Ronzanus*, au lieu de *Ranzanus*, comme l'écrivent & Gimma, & Mongitore *in biblioth. siculâ.* Mais la suivante, *évêque de Toscane*, est toute entière sur le compte de notre historien; car M. Haller a mis exactement *episcopus Luceriensis*, c'est-à-dire évêque de Lucera, ville de la Capitanate, contrée de la Pouille, dans le royaume de Naples. Je ne devine point comment M. Portal a pu mettre *évêque de Toscane.* Au reste, *Ranzanus*, ou plutôt *Ranzano*, ne dit pas que cette opération ait été exécutée précisément en 1442 ; M. Haller ne dit pas non plus qu'elle l'ait été précisément sous cette date. Gimma, *Idea della storia dell' Italia letterata*, *Napoli*, 1723, in-4°. tom. ij, pag. 721, & Vincenzio Auria, *in Sicilia inventrice*, *Panormi*, 1704, pag. 10, rapportent tous deux que sous l'année 1442, Pietro Ranzano, (dans le *tom. 8* de ses annales du monde, restées manuscrites dans la bibliothèque des Dominicains de Palerme en Sicile) parle ainsi de *Branca*, & non pas *Brancas* : Claret .... *Branca siculus*, *&c.* .....

» Vincent Vianeus, médecin & chirurgien, né en » Calabre, contemporain de Barrius, est cité par ce » même auteur (*dans la phrase de M. Portal, cet auteur est Ranzano ; mais dans celle de M. Haller, c'est Gimma*) » comme l'inventeur d'une nouvelle mé- » thode de réparer les nez ».

On aura peine à croire Vincent Vianeus contemporain de Barrius, si l'on réfléchit sur ce qu'il dit dans son ouvrage *de antiquitate & situ Calabriæ*, qui parut d'abord en 1571, in-8°. Voici ses paroles tirées de l'édit. de 1737, *in-fol. pag. 128. Ex hoc oppido* (Maida, ſita in eâ Italiæ parte ubi jam contractior eſt in ſinu di S. Euſemia, maris thyrrenii) *fuit* Vincentius (*n*) Vianeus, *medicus chirurgus eximius, qui primus labia & naſos mutilos inſtaurandi artem excogitavit. Fuit &* Bernardinus *ejus ex fratre nepos & artis heres. Viget modò hujus filius & itidem artis heres*.... C'eſt probablement de ce dernier qu'il parle en ces termes : (*ubi de* Tropæâ *civitate*) *Vivit &* Petrus Vianeus, *medicus chirurgus qui præter cætera, labia & naſos mutilos integritati reſtituit*. Voilà bien trois Vianeus diſtincts; *Vincent* oncle de Bernardin, & *Bernardin* pere de *Pierre*, qui étoit en âge mûr lorſque Barrius écrivoit. Cet hiſtorien fut donc contemporain de Pierre Vianeus; mais le fut-il auſſi véritablement de Vincent ?

» Alexandre Benedictus, dans le cinquième livre, » & chapitre dix-neuf de ſon anatomie, a parlé » de cette même méthode ».

Ce médecin, nommé encore *de Benedictis*, & même *Benedicti*, quoique ſon véritable nom fût *Benedetti* (*o*), eſt appelé mal-à-propos *Benedictini* par

---

(*n*) *Aliis* Vojanus. Cette obſervation eſt de l'éditeur Thom. Aceti.

Mais Ughelli, *Italia ſacra*, *tom.* ix, *pag.* 448 449, *edit.* 2ª. *Venet.* 1731, *fol.* écrit Vioneus auſſi bien que Vincenzio Auria, *l. c. pag.* 14.

(*o*) Il y auroit bien des choſes à dire ſur l'article que M. Portal a conſacré à Benedetti, *tom.* ij, *p.* 245. Je me contenterai de relever ce peu de mots : *Il a ſuivi en qualité de médecin l'armée de Charles VIII.*

Tous les princes d'Italie ſe liguèrent contre Charles VIII, roi de France, en 1594, lorſqu'il voulut faire la conquête du royaume de Naples. Les Vénitiens & les Milanois, du nombre des confédérés, pour fermer le paſſage à ce prince, lorſqu'il voulut repaſſer en France l'an 1595, ſe rendirent

M. Portal, *t. j*, *p.* 245, lequel n'indique pas l'édition de ses œuvres faite à Basle en 1549, *fol.* Elle a pour titre *de re medicâ*, *opus insigne*, &c..... On y trouve le traité *historia de partibus corporis humani*, dans le quatrième livre duquel (& non le cinquième) chap. 39 (& non 19) pag. 612 & 613, il est question de la méthode de réparer les nez. Benedetti la décrit fort brièvement, & dit que ce fut de son temps qu'on commença à s'occuper de cet objet. Au reste il ne se montre ni partisan ni fauteur de ce nouvel art, & finit par ces paroles : *Id additamentum hyemis vehementiam vix sustinet ; & curationis initio, nasum ne prehendant moneo, ne sequatur.*

» André Vésale, liv. 3, chap. 19 de son grand » ouvrage ».

M. Portal, en mettant ces mots, *de son grand ouvrage*, a voulu parler sans doute de celui qui a pour titre, *Chirurgia magna*, où Vésale emploie quelques pages à décrire la méthode dont il s'agit, *lib. iij*, *c.* 9, (& non pas 19) *pag.* 166 *verso & seq. edit. Venet.* 1569, *in-8°*.

---

sur le Taro, rivière qui après avoir traversé le Parmesan, se jette dans le Pô. Les chefs vénitiens avoient engagé Benedetti de les suivre à l'armée où son art pouvoit leur être nécessaire ; & il les accompagna à cette expédition : ce ne fut donc point l'armée de Charles VIII, mais celle des Vénitiens, que Benedetti suivit en qualité de médecin.

J'ajouterai ici qu'il a donné en latin le journal de cette expédition sous ce titre : *Diaria de bello Carolino*, *Venetiis* 1496. Il fut depuis traduit en italien, & intitulé : *Il fatto d'arme del Tarro frà i principi italiani e Carlo VIII*, *rè di Francia*, *insieme con l'assiedo di Novara*, *per Lod. Domenichi*, *Vinegia*, 1549, 8°.

Benedetti vivoit encore en 1511.

» Paré, livre 23, chapitre 2 ».

Il donne une courte description de la manière d'exécuter l'opération. Il ne doute point, il est vrai, qu'on ne puisse refaire un nez; mais il n'est point aveugle sur les inconvéniens. » Telle chose n'est » impossible (dit-il) toutesfois me semble fort dif- » ficile & onereuse au malade, tant pour la peine de » tenir la teste liee long-temps avec le bras, que » pour la douleur des incisions faictes aux parties » saines, coupant & eslevant portion de la chair du » bras pour former le nez : joinct aussi qu'icelle » chair n'est de telle temperature ny semblable à » celle du nez, & pareillement estant agglutinee & » reprise, ne peut jamais estre de telle figure & cou- » leur que celle qui estoit auparavant à la portion » du nez perdu : aussi les creux des narines ne peu- » vent estre tels, comme ils estoient premierement ». » *Œuvr. de Paré ; Paris*, 1628, *in-fol. pag.* 894.

» Etienne Gourmelin a décrit les mêmes moyens » pour restituer ces organes ».

Il falloit écrire *Gourmelen*, puisque l'auteur lui-même en latinisant son nom, écrit *Gourmelenus.* Du Verdier & La Croix du Maine, dans leur *Bibliothèque françoise*, ont mis *Gourmelan*, peut-être parce qu'on prononçoit ainsi la voyelle nasale *en.* Dans l'ouvr. intit. *Series chronologica quæstionum medicarum*, &c.... on lit aussi *Gourmelen.* M. Portal, qui a destiné un court article à ce médecin, *tom. j, pag.* 648 & 649, écrit encore *Gourmelin.*

Comme c'est toujours M. Haller que notre historien croit traduire, j'avertirai que dans le *Stud. medic.* pag. 729, on lit : *Alex. Benedictus.... A. Vesalius... Pareus .... & Stephanus Gourmelinus* ejus artificis *meminerunt ;* ce qui signifie, si je ne me trompe, *ont fait mention de cet opérateur*. M. Haller entend ſans doute *Vincent Vianeus ;* mais Gourmelen nomme *Branca.* On ne dira point que cette traduction ſoit fidèle.

Au reſte, ces quatre auteurs Alex. Benedictus, And. Véſale, Ambr. Paré, & Gourmelen, ſont nommés par Taliacot, (*lib. j, c. 12, pag.* 62 (*p*), 63,) lequel convient qu'ils ont connu l'art de réparer les parties mutilées du viſage : il rapporte même ce que chacun d'eux en a dit. Mais comme M. Haller omet un cinquième, M. Portal qui paroît s'annoncer pour avoir lu Taliacot (à en juger au moins par ſon extrait) l'a paſſé ſous ſilence. Je vais réparer cette omiſſion. *Joannes Schenkius*, (dit le médecin de Bologne) *noſtræ tempeſtatis vir eruditiſſimus, idem de curtis naribus, labiis & auriculis affirmat, & modum quo ea reſtauremus, ſignificat.* Taliacot fait remarquer enſuite combien ſa méthode eſt différente de celle des anciens, tels que Celſe, Galien, Paul d'Egine, & de celle des cinq médecins plus modernes : il penſe même qu'ils n'ont jamais exécuté ni vu exécuter cette opération, & qu'ils n'en ont parlé que ſur le rapport d'autrui, & d'une manière infidèle ou peu exacte (*q*). Je n'entrerai point à cet égard dans un plus grand détail, qui auroit bien dû être donné

(p) Seroit-ce ſous cette page 62 que M. Portal auroit cru voir ces obſervations prétendues rapportées par Taliacot ; obſervations que notre hiſtorien dit être à la *page* 52 ?

(*q*) Voici comment il s'exprime, *pag.* 64. *In hanc ſententiam venio, ut homines hoſce hanc curationem neque vidiſſe unquam, neque attentaſſe dicam, ſed aliorum relatione confiſos, ſatis imperitè & inconſideranter, quæ de curtorum reſtitutione audiverint, ſcriptis ſuis demandaſſe.* Et dans ſa préface, il parle ainſi : (*Audivi*) *eſſe quoſdam in Calabriâ, qui uſu potiùs anormi & fortuito, quàm ratione confirmato, hanc artem, ſi tamen ars dicenda eſt, tractaverint.* Præfat.

par l'hiſtorien de l'origine & des progrès de la chirurgie.

J'oubliois d'obſerver que Gourmelen, après avoir rapporté une lettre bien connue de Calentius à Orpianus, (*Chir. art. liv. j, pag. 73, edit. Paris. 1580, in-8°.*) n'a point donné la deſcription de la méthode ; qu'ainſi M. Portal fait dire à M. Haller une fauſſeté évidente, lorſqu'il prétend rendre ces trois mots, *ejus artificis meminerunt*, par ceux-ci, *ont décrit les mêmes moyens pour reſtituer ces organes.* Ecoutons Gourmelen, l. c. *Hujus tamen operationis adminiſtrationem, cùm rari admodum ſint qui ipſâ egeant, valdéque pauci qui tam grave periculum ſubire, tamque acerbum & diuturnum dolorem ſuſtinere velint, NUNC DESCRIBERE NON NECESSARIUM ESSE PUTAVI.... pag. 73.* Ceci eſt démontré ; rien de plus précis.

» Parmi les contemporains de Taliacot, on trouve » des témoins oculaires qui vantent ſes ſuccès ; tels » ſont :

M. Haller ne dit pas cela : mais, *Inter coævos reparationum Tagliacotianarum teſtem ſe dat J. Horſtius ;* on en approche ſi l'on veut ; mais une approximation ne ſuffit pas en traduiſant une hiſtoire, ou un ouvrage didactique.

» Jacques Horſtius, dans ſon traité de chirurgie, » écrit en allemand, *pag. 380.*

M. Haller eſt bien plus court : *Jac. Horſtius, in Wund. der nat. pag. 380.* M. Portal prend ſur lui de nommer ce livre un *traité de chirurgie* (*r*). Le bibliographe, qu'il traduit, le place pourtant parmi les ou-

(*r*) Mais ſi c'eſt un traité de chirurgie, pourquoi M. Portal n'a-t'il pas donné à cet Horſtius un article dans ſon hiſtoire?

vrages pathologiques, & non chirurgiques, *p.* 593, ſous ce titre allemand : *Wunderbare geheimniiſſe der natur*. Lipſ. 1588, in-4°. Or ces mots traduits en françois ſignifient, ſuivant un médecin allemand, *ſecrets ſinguliers* (ou *merveilleux*) *de la nature*. Mais quoique ce livre paroiſſe ne pas traiter de la chirurgie *ex profeſſo*, il peut ſe faire qu'il y en ait, quand ce ne ſeroit que ce qui a rapport à notre objet : eſt-ce pour cela une raiſon légitime de le nommer un traité de chirurgie ?

» Ulmus, *de utero*, pag. 174 & 175 : *in phyſiol.* » *barb.* pag. 233 ».

Je n'ai rien à reprendre ici ; j'avertirai ſeulement qu'Ulmus (Marc-Antoine) dans le premier ouvrage, nous apprend qu'il avoit long-temps pratiqué la médecine à Montechiaro : il dit dans le ſecond, que dans ſa jeuneſſe il avoit écrit ſur l'art de réparer les nez, ſur lequel il promet de donner par la ſuite un traité plus complet, & accompagné des figures néceſſaires. M. Portal ne paroît pas avoir eu connoiſſance de cette production d'Ulmus.

» Jacques Zenar, de la ville de Montechiaro, s'eſt » bien trouvé de la méthode de Taliacot ».

Ce Jacq. Zenar (ou plutôt Zenaro) étoit de Montechiaro, ville du Breſſan, ſituée, je crois, ſur l'Oglio, rivière qui ſe jette dans le Pô : c'étoit, au rapport d'Ulmus, dont il avoit épouſé la ſœur, un très habile chirurgien. Il ſemble même dire que ce Zenaro a écrit ſur la méthode ; voici ſes paroles : *opere ipſo jam teſtimonium clariſſimo perhibuit ;* à moins qu'on ne veuille les entendre de l'opération. M. Haller lui-même, dans l'endroit que M. Portal traduit, ſemble dire auſſi que Zenaro eſt auteur ; il pourroit pourtant ſe faire qu'il voulût parler d'Ulmus.

Quoi qu'il en ſoit, il annonce un livre inconnu à M. Portal, & que je ne connois pas non plus : *deſcripſit artem in quinque partibus, cum iconibus.*

» On trouve dans la Calabre pluſieurs chirurgiens » qui ſe ſont couverts de gloire en ſuivant la mé» thode de Taliacot ».

M. Haller, qu'on traduit toujours, ou qu'on veut traduire, n'emploie pas ces termes magnifiques, *ſe ſont couverts de gloire ;* il ſe contente de rapporter ce paſſage du traité *de Mercurialis de decoratione*, pag. 23 : *Certum eſt in Calabriâ dari qui reficiant nares, & Tagliacotius indicavit mihi duos, quibus nares reparavit, modumque addidit.* Que devient cette paraphraſe emphatique ?

» Fabrice de Hildan, *cent. 3, obſ. 31, ep. 62,* » parle d'un certain *Griſon*, qui en ſuivant la mé» thode de Taliacot, redonna un nez ».

Ce mot *Griſon* eſt défiguré. M. Portal l'a écrit de même dans la table des auteurs, & renvoie exactement à la page 170. Ainſi on ne rejetera pas ſans doute cette faute ſur l'imprimeur, mais ſur le copiſte quel qu'il ſoit. M. Haller en effet avoit bien écrit *Griffonius*, ſans nous apprendre qui il étoit. Mais Fabrice, (*obſerv. chir. cent. iij, obſerv. 31, pag. 214,* Francof. *1682, in-fol.*) en parle ainſi : *Joh. Griffonius* [Lauſannæ degens] *chirurgus ut ingenioſiſſimus, ſic & in praxi feliciſſimus, &c....* Je ne veux cependant pas taire que M. Portal, article Jérôme Fabrice, *t. ij, pag. 263*, a dit que ce médecin étudia la chirurgie ſous Griffon, chirurgien célèbre de Lauſanne. On voit que le *Griſon* de la page 170 eſt le *Griffon* de la page 262, dont pourtant il n'eſt fait nulle mention dans la table.

Quant à cette citation, copiée de M. Haller, *ep.* 62, elle n'eſt pas claire miſe de la ſorte ; l'auteur du *Studium medicum*, par un *lapſus calami*, a manqué d'écrire *ejuſd. Fabricii, epiſt. ad Joh. Griſſonium, in epiſt. centur. epiſt. lxij.*

» Thomas Fienne, que je citerai ſans ceſſe, dit » M. Haller, parce qu'il a été témoin oculaire, » vante dans ſon chapitre premier les avantages ma» nifeſtes de la méthode de Taliacot : il aſſure même » que ce n'eſt que d'après pluſieurs obſervations » réitérées des effets de ſa méthode, que l'univerſité » de Padoue lui a érigé une ſtatue ».

Voilà encore une paraphraſe & une mauvaiſe interprétation du texte de M. Haller. On en jugera, le voici : THOMAS FIENUS, *in libro xij* (*ſ*), *quem continuò citabo, ſanationum à Tagliacotio perfectarum ſe teſtem obtulit*, c. I. *Hinc Tagliacotio ſtatua poſita in theatro Bononienſi, quæ dextra manum tenet.*

Ce n'eſt pas parce que Fienus a été témoin oculaire de cette opération, que M. Haller dit qu'il le citera ſans ceſſe, puiſque dans cet article c'eſt l'unique fois qu'il s'appuie de ſon témoignage ; mais c'eſt parce qu'il regarde ſon autorité comme étant d'un grand poids en chirurgie : cela eſt clair.

(*ſ*) Je rapporterai ici la date de la première édition du livre poſthume intitulé *de præcip. art. chir. controverſiis*, puiſque M. Portal ne l'a pas annoncée dans l'article qu'il a fait pour Fienus, *tom.* ij, *pag.* 188 & *ſuiv.* Elle porte *Francof.* M. DC. II. *in*-4°. fort mince de 108 *pag.*

Je releverai auſſi ces mots de la *pag.* 191. *t. ij.* (Fienus) *fait pluſieurs objections à la méthode de Taliacot.* Il ne paroît pas que M. Portal ait lu ce morceau dans le livre, car il auroit vu que ces objections qu'il produit ſont pour la plupart celles des autres, & qu'il les réfute. Au reſte, il approuve réellement la méthode, quoiqu'il n'en diſſimule pas certains inconvéniens.

Le reste de la paraphrase, depuis ces mots, *il assure même, &c.....* ne se trouve pas dans Fienus; le texte de M. Haller ne présente pas ce sens; c'est un trait qu'il se rappelle, & qu'il rapporte sans le puiser pour cela dans Fienus où il n'est pas.

M. Portal n'a pas pris garde non plus que *Bononiensi* ne signifie pas *de Padoue.*

» P. A. Molinetus, qui a vécu quelque temps après, » dit dans son traité des cinq sens, *pag. 62*, avoir » vu son pere en 1625 *rapiécer* des nez ».

M. Portal devoit mettre *Ant. Molinetti*, & non pas *P. A. Molinetus.* Il est vrai qu'il a copié fidèlement M. Haller. Mais, *t. iij*, *p. 392*, en faisant son article & celui de son fils, il écrira bien ce nom (*t*).

» J. B. Corthesius, dans la troisième décade des » mêlanges, donne une ample description de cette » méthode ».

Le nom de ce médecin est mal écrit; il faut *Cortesius* (*u*). L'historien n'a pas jugé à propos de traduire

(*t*) Je demanderai à M. Portal de vouloir bien m'expliquer comment il se peut faire qu'en 1649 A. Molinetti ait été nommé successeur de Veslingius, ainsi qu'on le lit, *t. iij*, *p. 393*, *lign.* 3 & 4, tandis qu'il a dit *t. iij*, *p. 16*, que Dominique de Marchettis fut nommé à un âge très-peu avancé coadjuteur de Veslingius, & qu'après sa mort il remplit la chaire d'anatomie avec éclat? Est-ce que Veslingius auroit eu deux successeurs en même temps? Cela m'embarrasse. Je demande encore comment il est arrivé qu'A. Molinetti ait succédé en 1667 à Liceti, lequel, suivant M. Portal lui-même, *tom. ij*, *p. 377*, étoit mort dès l'an 1590 à Gènes, c'est-à-dire, soixante & dix-sept ans avant cette époque?

(*u*) L'article qui le regarde, *tom. ij*, *pag. 446*, est assez défectueux; ce seroit ici le lieu de le rectifier: mais pour ne pas faire une note trop longue, je mettrai mes observations à la fin de ma lettre avec quelques autres sur d'autres articles.

tout

tout ce que dit M. Haller; *J. B. Cortesius .... fusè hanc artem describit, quam ex Boianâ medicorum Turpiensium familiâ didicerat Tagliacotius.* Les mots *Boianâ* & *Turpiensium* l'auroient-ils embarrassé? Le dernier au moins n'étoit pas aisé à entendre. On ne devine pas d'abord qu'il s'agisse de Tropea, ville de la Calabre ultérieure, & l'on ne voit point dans les géographes latins le terme *Turpia* dont se sert Cortesi, *pag. 85.*

» Purmann, dans son livre allemand intitulé *Lor-* » *berkranz*, a très amplement écrit sur cette méthode ».

Ce mot allemand, avec un qui doit le précéder, & un autre qui doit le suivre, rendu en françois, signifie *couronne de laurier de la chirurgie*, ou *l'art de traiter les plaies.*

» Fortunius Licetus, *de monstris*, *lib. ij*, *c. 29*, en » parle avantageusement ».

Oui, mais il n'en dit que deux mots. Au lieu de *Licetus*, lisez *Liceti.*

» Il y a peu de temps que la famille de Boiani » exerçoit cette méthode. M. de Reaumur en a » parlé dans l'histoire de l'académie, *pag. 37* ».

C'est ainsi que M. Portal rend cette phrase de M. Haller: *Nostro tempore adhuc in Boianorum familiâ hoc artificium exercetur*, REAUMUR. hist. de l'acad. des sc. *pag. 37.*

Je ne m'occuperai point de la manière dont ceci est traduit: mais je dirai que M. Haller a commis une erreur singulière, en disant que M. de Reaumur qui ne s'est jamais mêlé de chirurgie, ait parlé ainsi. Ce naturaliste célèbre ne se doutoit pas qu'il seroit mis un jour par ce judicieux bibliographe au nombre de ceux qui ont fait des recherches sur la méthode de réparer les nez, les lèvres & les oreilles; il se doutoit encore moins qu'un ſavant confrère répéteroit avec la plus grande confiance la même choſe ſans auparavant s'en aſſurer. Rien n'étoit ſi facile pour M. Portal ; il ne s'agiſſoit que de conſulter les mémoires de la célèbre académie dont il eſt membre. Il auroit vu dans l'hiſtoire, ſous l'année 1719, *pag.* 29, 30, 31, 32, (*volume de l'édition de 1721*) l'extrait d'un mémoire lu & compoſé, non par M. de Reaumur, comme il l'avance ſur la foi d'autrui, mais par M. de Reneaume. Malgré cette mépriſe faite ici, M. Portal dira, *t. iv* de ſon hiſtoire de l'anatomie, *pag. 651*, que M. Reneaume a donné un détail de la méthode de Taliacot ; mais il n'en croyoit peut-être pas moins encore que M. de Reaumur en avoit fait un auſſi, puiſqu'il ne ſe rétracte point, qu'il ne met pas cette faute dans l'errata, & que dans ſa table des auteurs on lit ; Reaumur, cité *tom. ij*, *pag. 170.*

Je ne ferai point l'hiſtoire des Boiani ; je dirai ſeulement que ce ſont ceux qui ont été déſignés ſous ces noms *Vioneus*, *Vianeus*, *Vojanus*, deſquels *Corteſi*, *pag. 83*, parle en ces termes : *his enim peritia hujus artis non minus familiaris erat, ac antiquitùs fuerit in Aſclepiadarum familiâ anatome, quæ ... à parentibus filiis per manus tradebatur.... pari pacto ars curtorum reficiendorum à Petro Boiano ſuum principium traxit, à cujus familia ſucceſſu temporis ad manus Taliacotii viri doctiſſimi atque ingenioſiſſimi tranſlata eſt. ..... Duobus enim pulcherrimis & elegantiſſimis libris totam hanc artem miro ordine ac doctrinâ pertractavit.* Et pag. 85 : *Dum Turpiam tranſiremus, intelleximus* (*x*) *Petrum Boianum & ſuos jam obiiſſe, vidimuſque eam forcipem quâ utebatur.*

(*x*) *Tom.* ij, *pag.* 447. M. Portal met *Pierre Boſanus* ; comme le fait auſſi M. Haller, *ſtud. med. pag.* 322.

Il paroît que ce fut vers 1599 que Cortesi passa à Tropea, qui étoit sur sa route, lorsque de Bologne il se rendit à Messine en Sicile, où il étoit appelé. Tropea n'est guère éloignée de Messine que de 15 lieues. Si donc Cortesi ne trouva déja plus de Boiano (ou Boiani) à Tropea, comment a-t-on pu dire que cette famille y exerçoit encore la méthode il y a peu de temps ? L'intervalle ne paroît pas court, puisque depuis 1599 jusqu'en 1719 qu'écrivoit M. Reneaume, nous avons 120 ans.

» On peut ajouter au témoignage des auteurs sa- » vans cités par M. Haller, celui de plusieurs autres » écrivains qui se sont distingués par leur profond » savoir ; tels sont :

» Fabrice d'Aquapendente. Voy. *chap. 30*, *liv. 22*.

J'ignore à quel ouvrage de Fabrice, contenant 20 ou 22 livres, renvoie M. Portal. Ce n'est pas au moins celui qui est intitulé *Opera chirurgica*, Venetiis, 1619, *in-fol.* J'y vois à la fin un *appendix* en deux livres. Il est parlé dans le deuxième, *pag. 18*, de l'art de raccommoder les nez ; mais la manière dont il le fait ne me paroît pas bien favorable à la méthode. Ecoutons cet auteur : *Est tamen modus adeò laboriosus, difficilis & longus, ut ii, qui se submiserunt prædicto modo, si rursùs indigerent nasi reparatione, non ampliùs se submitterent.* Est-ce là un témoignage d'un grand poids ? est-ce celui d'un homme qui approuve fortement cette méthode ? Croit-on même qu'il eût conseillé à quelqu'un de s'y soumettre ?

» Munick, qui admet complettement la méthode » de Taliacot, *chirurgia*, *pag. 316* ».

Je n'ai rien vu dans cet ouvrage qui ait trait à cette méthode. Si Munick en fait mention, ce n'est pas à la *pag. 316*.

» Garengeot, *tom. iij*, *pag. 55*, *Operat. chir.* ».

Voilà la première fois que l'on voit Garengeot mis au nombre des écrivains qui se sont distingués par leur profond savoir : il y a tout à parier que ce sera la dernière. Effectivement M. Portal ne le laisse pas long-temps en une place si belle ; car voici comment (*tom. iv*, *pag. 571*) il le caractérise : *Quelques-unes des erreurs lui sont propres ; d'autres appartienent aux écrivains infidèles qu'il a copiés, ne sachant point puiser dans de meilleures sources.* Ce portrait convient & conviendra encore à plus d'un auteur.

» Wan Swieten, *tom. j*, *&c.....* ».

Ce célèbre médecin se seroit bien passé d'être mis sur la même ligne avec le sieur Garengeot. Mais un géant à côté d'un nain a tout à gagner & rien à perdre. Au reste il faut écrire *Van* Swieten.

Malgré toutes ces autorités favorables à la méthode de refaire les nez, on ne voit pas qu'aucun chirurgien de ce siècle l'ait pratiquée, ni en Italie où elle a pris naissance, ni en France, ni ailleurs.

Vous êtes actuellement en état de prononcer, Monsieur, si l'article de Taliacot est exact. En analysant ainsi tous les autres, il ne s'en trouveroit peut-être pas un qui pût échapper aux yeux de la critique. On peut donc dire hardiment, & sans crainte de se tromper, que l'histoire de l'anatomie & de la chirurgie est encore à faire.

J'ai l'honneur d'être, Monsieur,

Votre très humble & très obéissant serviteur, GOULIN, *M. des académies d'Angers, de la Rochelle, de Nismes, de Villefranche en Beaujolois, de Lyon, & de la société littéraire de Chaalons-sur-Marne.*

Paris, ce 4 Juillet 1771.

P. S. On ne m'accusera point d'avoir choisi dans l'histoire de l'anatomie l'article le plus repréhensible, afin de le donner pour exemple du peu d'exactitude qui règne dans tout l'ouvrage. J'étois à portée de choisir, & de prendre même au hasard; je n'avois besoin pour cela que d'ouvrir chaque volume, & de copier les observations que j'ai mises à la marge de mon exemplaire. Mais je me suis fixé à celui que l'année littéraire m'a mis sous les yeux. Cependant comme l'on pourroit croire qu'on rencontreroit difficilement autant de méprises dans les autres articles de ces cinq gros volumes, je vais détruire cette présomption si favorable, en produisant ici celles qui demanderont le moins de discussion, afin d'être plus court, & de n'abuser ni de votre patience, Monsieur, ni de celle du lecteur. Ce relevé qui peut-être paroîtra long, quoiqu'il soit succint, relativement à la masse des erreurs & des méprises, achevera de vous convaincre, Monsieur, qu'il faut rabattre de l'idée avantageuse que vous avez voulu donner de cette histoire. Si je voulois m'attacher à toutes celles que je trouverai notées, ma lettre auroit plus de sept cents pages.

Non si nasce medico, nè dottore, e se lo errare è difetto dell' huomo fallibile, lo emendarsi e correggersi è virtù, che cancella il difetto, e rende insieme lodabile l' huomo. MARIANO CHIARIANA *nel suo amico medico. Assalto 7*, §. vj, p. m. 105.

TOME PREMIER.

Après un préambule de dix-sept lignes, la scène historique de l'anatomie & de la chirurgie s'ouvre par MÉLAMPE, qui *vivoit*, dit-on, *vers l'an du monde* 2705, 1380 *ans av. J. C.* Le moindre reproche qu'on puisse faire ici, c'est qu'on débute par une faute d'arithmétique. On sait que les chronologistes comptent 4004 avant J. C. Si donc Mélampe vivoit vers l'an du monde 2705, il s'ensuit que ce fut 1299 ans avant J. C. & non pas 1380. (En effet, 2705 & 1299 font 4004). C'est une bagatelle qui ne doit pas nous arrêter; il ne s'agit que de 81 ans de plus ou de moins.

Mélampe étoit berger, suivant la coutume de ces temps, où les fils de rois mêmes ne rougissoient pas de mener paître leurs troupeaux, pag. 4, lign. 3, 4, 5.

En parlant ainsi légèrement, on ne marque pas assez que Mélampe lui-même n'étoit pas un berger du commun. Son origine étoit très illustre. Salmonée, qui régnoit dans l'Elide, eut une fille d'une grande beauté; elle se nommoit Tyro (*y*), & elle épousa Crétès qui succéda à Salmonée. Tyro donna à Crétès trois fils, Amythaon, Phérès & Aëson. D'Amythaon naquirent Mélampe & Bias. Il pouvoit donc se vanter d'avoir une origine royale.

Son article est suivi des titres de deux livres dont M. Portal croit Mélampe l'auteur. Il a trouvé ces titres ou dans van der Linden, ou dans Mercklin, article Mélampe, & les a copiés, mais en faisant une faute; car il a écrit *metreoposcopia* au lieu de *metoposcopia*, qui est le titre d'un ouvrage du fameux Cardan. On sait que ce mot est grec ou formé de cette langue, μετωποσκοπία, *divination par l'inspection du front.*

(*y*) On lit dans la nouvelle édition de Moreri, article SALMONÉE : » il épousa Alcidice, & eut d'elle une fille nom- » mée *Tyco*, mère de *Pelée* & de *Nubie* ». Au lieu de ces trois noms, il faut *Tyro*, mère de *Pélias* & de *Nélée*. J'ai éprouvé mille fois que ce dictionnaire est rempli d'inexactitude & de fautes énormes; il faut être sur ses gardes, lorsqu'on le consulte.

Mais 1°. ces deux ouvrages ne sont ni d'anatomie, ni de chirurgie, ni même de médecine.

2°. Ils n'ont point pour auteur cet ancien Mélampe, mais un autre Mélampe qui vivoit en Egypte environ mille ans plus tard sous un roi Ptolémée, auquel est dédié un de ces livres ou livrets.

Afin qu'il ne prenne plus envie à personne de les attribuer à l'ancien Mélampe, ni de les regarder comme traitant des objets de médecine, ainsi que l'ont pensé van der Linden, Mercklin, Manget, M. Portal, qui leur ont assigné une place dans leur bibliographie, je vais donner une idée de ces deux livrets qui méritent à peine d'être connus.

Le titre du premier est conçu ainsi: Μελαμποδος ἱερογραμματεως περὶ παλμῶν μαντικὴ πρὸς Πτολεμαῖον βασιλέα. Il se trouve en grec avec les histoires d'Elien, aussi en grec, imprimé à Rome en 1545, in-8°. Il ne contient que neuf pages & demie, & commence ainsi: » Dans mes feuilles précédentes, puissant roi » Ptolémée, j'ai fait connoître les choses merveil» leuses annoncées par les taches de naissance; j'en » ai marqué les signes particuliers. Vous m'avez or» donné d'écrire sur les tressaillemens qui arrivent » aux parties de l'homme; l'ordre que je reçois est » pour moi respectable & flatteur. Voici donc ce » qu'un homme comblé de vos bienfaits a recueilli » sur ce sujet.

» Le tressaillement, qui arrive sur le sommet de » la tête, annonce des douleurs & des chagrins, ou » le départ pour un long voyage; chez un esclave, » il annonce une friponnerie; chez une fille vierge, » un mari; chez une veuve, du chagrin ».

Le reste de ce livre contient de semblables sottises.

Le second, qui a pour inscription περὶ ἐλαιων τοῦ σώματος, *de nævis corporis*, n'est pas même un livret.

Ce qui est dit sur ce sujet, est renfermé dans quarante-trois lignes. Il débute ainsi : » Une tache de naissance » placée sur le front d'un homme, présage qu'il » possédera de grands biens. Se trouve-t-elle placée » sur le front d'une femme, elle annonce qu'elle de- » viendra reine, ou qu'elle sera revêtue d'une grande » autorité ».

Voilà donc ce qui a été regardé comme des traités de médecine par des médecins. Voilà ce que l'historien, le bibliographe & le critique de l'anatomie & de la chirurgie, a répété sur la foi d'autrui sans examen. C'est ainsi que les erreurs se perpétuent, s'accréditent, quand on ne se donne pas la peine de voir par soi-même. Il est très aisé de dire, *j'ai vu, j'ai lu, j'ai consulté, j'ai comparé, j'ai conféré :* rien ne coûte qu'à tenir parole.

Cette erreur bibliographique prouve-t-elle bien que ces deux livrets aient été seulement vus par le nouvel historien ? Ces futiles productions sont cependant annoncées cinq fois dans Mercklin, & probablement autant de fois dans Manget son copiste.

Pag. 17. Je me contenterai d'observer ici que l'historien défigure le nom de PÉTOSIRIS, qui dans un court article est écrit quatre fois *Protosiris*.

Ibid. IACHEN *vivoit vers l'an du monde* 3300. A ce compte ce sera 704 ans avant J. C. Mais où M. Portal a-t'il trouvé une date si précise ? Suidas, qui parle de ce médecin, dit qu'il vécut sous Senyes, roi d'Egypte ; mais on ne sait en quel temps ce roi a existé, & on ne le voit point marqué dans la suite des dynasties égyptiennes.

Je serois trop long, si je voulois m'arrêter sur PYTHAGORE, EMPÉDOCLE, ALCMÆON, DÉ-

MOCRITE. Je ſerai même court ſur HOMERE & ſur HIPPOCRATE, quoique je ſois en état de m'étendre beaucoup. Je l'ai fait dans les lettres que j'avois cru devoir s'imprimer, & que je conſerve manuſcrites.

Pag. 18, lig. 22. *Galien cite ſon autorité*, (d'Homère) *en parlant du ligament du foie qui fut coupé par le trait dont Ulïſſe frappa le cyclope, à l'endroit où le tronc de la veine-cave ſortant du foie traverſe le diaphragme.*

M. Portal, qui venoit de rapporter, d'après Mélétius, qu'Homère étoit ſavant anatomiſte, ajoute ce qu'on vient de lire; par où il ſuppoſe & fait entendre que le célèbre poëte eſt cité comme anatomiſte. Si notre hiſtorien ſe fût reſſouvenu de ce qu'il a lu autrefois dans l'Odyſſée, & s'il eût lu attentivement ce que dit Galien *de uſu partium*, *lib. iv*, il ne ſe ſeroit pas mépris de la ſorte. Il eſt vrai que la traduction latine n'eſt pas trop claire en quelques endroits; elle l'étoit cependant aſſez pour l'empêcher de ſe fourvoyer comme il le fait ici. Je ne rapporterai point le texte du médecin de Pergame, je me contenterai de le traduire.

» Puiſque la veine-cave (dit-il) diſtribue le ſang » à tout le corps, c'étoit une néceſſité abſolue qu'elle » montât vers le cœur; mais comme il n'y avoit » point d'endroit plus convenable pour ſon paſſage, » elle a dû néceſſairement ſe frayer une route à tra- » vers le diaphragme placé entre ces deux viſcères, » (le cœur & le foie). Il n'étoit donc pas beſoin » qu'il y eût des ligamens pour la veine, & d'autres » pour le foie; mais il étoit beaucoup mieux qu'il » n'y en eût qu'un ſeul fort & épais, qui ſervît en » même temps d'enveloppe à la veine, & de liga- » ment qui fût commun à la veine & au foie, & qui » s'attachât au diaphragme. Un coup reçu dans cet

» endroit eſt mortel ; & la bleſſure de la veine en » ce même lieu eſt bien plus dangereuſe que celle » qui ſeroit faite à toutes les autres veines de l'ani- » mal ; car c'eſt comme le tronc d'un arbre qu'on » auroit profondément entamé. En effet, lorſque » cette veine vient à être ouverte ou lacérée, il » s'enſuit néceſſairement une mort ſi prompte, que » le poëte (parlant du prudent Uliſſe qui avoit for- » mé le deſſein de ſe jeter ſur Polyphême, le plus » grand des cyclopes, & de le tuer pendant qu'il » cuvoit ſon vin,) lui fait dire qu'il l'auroit percé » de ſon épée dans l'endroit où le diaphragme em- » braſſe le foie ; & qu'il eût exécuté ſon projet, s'il » avoit pu ſe flatter de renverſer, après la mort du » cyclope, l'énorme pierre qui fermoit l'entrée de » ſon antre. Il eſpéroit donc que Polyphême, frappé » en cet endroit, périroit ſur le champ ».

Quiconque aura lu avec attention ce morceau, verra clairement que Galien ne cite point Homère comme anatomiſte ; mais ſeulement pour montrer que de ſon temps on ſavoit déja que la veine-cave coupée ou léſée entraînoit après elle une mort prompte. On remarquera encore qu'il ne s'agit point de ligament coupé, ni de trait lancé contre le cyclope ; on verra qu'Uliſſe avoit ſeulement eu le deſſein de frapper Polyphême dans cet endroit mortel, pour s'échapper de ſes mains barbares, mais qu'il ne l'exécuta point. Perſonne n'ignore que le lendemain le héros grec creva l'œil unique de l'anthropophage (7) avec un épieu qu'il avoit rendu aigu, & fait chauffer auparavant dans un braſier.

Que peuvent penſer les gens de lettres d'une

(7) On peut lire l'épiſode de Polyphême dans le livre IX de l'Odyſſée.

histoire où l'on défigure si fort le récit bien connu du prince des poëtes ? Que diront les médecins d'un ouvrage où l'on met sur le compte de Galien un trait qui prouveroit également son ineptie & son ignorance ?

HIPPOCRATE, ce génie sublime, cet homme immortel, à qui l'on a donné le nom de divin, méritoit un plus long article dans l'histoire de l'anatomie & de la chirurgie. On a de quoi se dédommager de ce qui manque ici, (*chap. 14, pag. 25 & suiv.*) dans l'ouvrage du savant Le Clerc, dont cette esquisse est tirée presque mot pour mot. On peut encore consulter une histoire composée par un savant & judicieux médecin. Comme M. Portal ne l'a point connue, j'en donnerai le titre : *Historia medicinæ à rerum initio ad annum urbis Romæ DXXXV deducta, studio Jo. HENRICI SCHULZII, Med. D. & professoris publici Altorfini, Acad. nat. cur. collegæ. Lipsiæ, CIↃ IↃCCXXVIII, in-4°.* Il y a cependant un article pour l'auteur de ce livre, (*tom. iv, pag. 572 & suiv.*) Il y est qualifié de professeur de *Halles.* Sans doute que d'Altorf, il alla enseigner à Halle.

» Esculape, disciple de Chiron, épousa Epione, » fille d'Hercule. Il en eut plusieurs enfans de l'un » & de l'autre sexe. Les enfans mâles furent Podalire, » roi de Carie, & Machaon qui régna dans la » Messénie. De Podalire naquirent Hyppoloque (1), » Sostrate premier, Dardanus, Cléomitides pre- » mier (2), Chrépamis premier (3), Théodore pre- » mier, Sostrate second, Chrysamis second (4), Cléo- » mitides second (5), Théodore second, Sostrate » troisième, Nebrus Gnosidicus de Cos (6), le grand » Hippocrate (7) ». *Hist. de l'anat. pag. 26.*

C'est ainsi que M. Portal nous donne la généalogie du fondateur de l'art; il a estropié plusieurs noms, & en a omis deux essentiels.

(1) Il faut écrire Hippoloque, *gr.* Ἱππόλοχος.... (2) lisez *Cléomyttades*, *gr.* Κλεομυττάδης.... (3) *Crisamis*, *gr.* Κρίσαμις.... (4) lisez encore *Crisamis*.... (5) Cléomyttades.... (6) On a mis de suite & sans virgule Nebrus Gnosidicus de Cos, comme on le trouve dans le diction. de M. Eloy; ce qui me fait soupçonner qu'on y a copié cette généalogie. J'avertis qu'il faut une virgule après Nebrus; sans quoi le lecteur pourroit croire que Nebrus Gnosidicus est le nom d'un seul homme, comme l'a cru d'abord M. Eloy, dont l'article est tiré du grand diction. de médecine *in-fol. tom. iv*, *pag.* 312, où on lit Nebrus Cnosidicus de Cos; & comme l'a cru probablement aussi M. Portal. Mais Nebrus, qui étoit né de Sostrate troisième, fut pere de Gnosidicus de Cos, Νέϐρος, οὗ Γνωσίδικος, *Nebrus ex quo Gnosidicus*. Après avoir écrit ainsi *ligne* 9, l'historien écrit encore de même *ligne* 17..... (7) Gnosidicus eut pour fils Hippocrate premier, omis ici; cet Hippocrate eut pour fils Héraclide, également omis; ce dernier fut le père d'Hippocrate second, dont les écrits sublimes sont parvenus jusqu'à nous. Il est vrai que, *lign.* 17 & 18, on voit les noms d'Hippocrate premier & d'Héraclide; mais un lecteur attentif & réfléchi ne voit pas trop ce que font là deux hommes dont on n'a pas encore parlé.

M. Portal dit, *pag.* 29, que *le cœur est comme une vessie*, suivant Hippocrate. Ce médecin n'a pas parlé ainsi; voici ses paroles que je traduis: » Le cœur » est enveloppé d'une tunique unie, dans laquelle » il y a une petite quantité d'une humeur semblable » à de l'urine, *en sorte qu'on pourroit croire que le cœur » est logé dans une vessie*; ὥστε δόξεις ἐν κύστει τὴν καρδίην » ἀναστρέφεσθαι.

» A l'égard du cerveau, (Hippocrate) penſe.... » qu'il ſe charge des humidités ſuperflues du cœur : *hiſt. de l'anat. pag. 30, lign. 15 & 16.* Hippocrate dit *de l'humidité de tout le reſte du corps ;* ἀπὸ τῦ ἄλλυ σώματος ὑγρασίης.

Pag. 36, lign. dern. *Hippocrate fut inhumé entre Cyrtone* (liſez *Gyrtone*) *& Lariſſa, où l'on montre aujourd'hui ſon tombeau.* Ceci pouvoit être vrai du temps de Soranus qui le rapporte ; mais il n'y a nulle apparence que ce tombeau exiſte de nos jours.

Pag. 38, lign. 6, 7. (*Ctéſias*) *fut pris dans la bataille que Cyrus le jeune donna l'an 401 avant J. C. contre ſon frère Artaxerxès Mnemon. Ctéſias guérit Cyrus d'une bleſſure qu'il avoit reçue dans le combat. Il s'arrêta enſuite près de ce roi, & pratiqua ſon art pendant dix-ſept ans.*

Cyrus n'a pu être guéri de la bleſſure qu'il reçut, car il mourut ſur le champ de bataille. *Xenoph. de expedit. Cyri, lib. ij.*

Il s'enſuit donc que Ctéſias ne s'arrêta point auprès de Cyrus, mais réellement auprès d'Artaxerxe, qui dans le combat avoit été bleſſé à la poitrine, & fut guéri par ſes ſoins. *Xenophon, ibid.*

C'eſt ainſi qu'on dénature les faits les mieux énoncés, des faits connus par les jeunes gens même les moins inſtruits de l'hiſtoire. Il y en a peu qui ignorent en effet que Cyrus le jeune ne réuſſit point dans ſa folle entrepriſe.

Pag. 38. *PLATON..... naquit..... la première année de la quatre-vingtième olympiade, qui revient à l'an du monde 3577.*

L'olympiade quatre-vingt tombe à l'an 3544, & non pas à l'an 3577. Mais M. Portal ſe trompe ſur l'olympiade, époque de la naiſſance de Platon : car ce fut la première année de la quatre-vingt-huitième, l'an du monde 3576, avant J. C. 428. La différence n'eſt que de huit olympiades ou 32 ans.

P. 41. *Au retour de ſon expédition d'Aſie, Alexandre ayant envie de connoître la nature & les propriétés des animaux, ordonna à Ariſtote de travailler à cette recherche*, &c.... J'omets le reſte pour ne reprendre que ce fait hiſtorique. Le moins inſtruit de l'hiſtoire n'ignore point qu'Alexandre n'eſt jamais revenu de ſon expédition d'Aſie, & qu'il eſt mort à Babylone âgé de trente-deux ans, l'an 3681 du monde, avant J. C. 323. A cette époque Ariſtote avoit ſoixante-un ans, il n'étoit plus d'un âge à ſe charger d'un travail de cette nature ; il étoit d'ailleurs fait avant ce temps-là. On ſait encore que ce Philoſophe mourut deux ans après le vainqueur de l'Aſie, dont il avoit depuis long-temps perdu la confiance, la faveur & la protection.

Pag. 44. *Ariſtote parle d'un ..... certain Syenneriſis.* Ce nom eſt défiguré, il faut *Syenneſis.* Συέννεσις, κύπριος, ἰατρος. *Ariſt. hiſt. anim. p. 796.* M. Portal a copié ceci dans le dictionnaire de M. Eloy, article *DIOGENE APOLLONIATE*, *tom. j, p. 287, lign. 2*, où on lit *Syennenſis*, que M. Portal en copiant a changé en *Syenneriſis*, car ſous la lettre S, le dictionn. de M. Eloy porte *Syenneſis.*

Pag. 54. *Lycus* ou *Lupus* (*a*), *de la ſecte des empi-*

(*a*) Je ne vois pas trop pourquoi cette variante *Lupus* ; c'eſt, il eſt vrai, la traduction de Λυκος : mais que diroit-on, ſi je m'aviſois de dire Galien, ou *le Tranquille*, *le Serain*, parce que c'eſt la ſignification du mot Γαληνος ?

riques. Il étoit de Macédoine & anatomiste. Il n'est guère probable que ce médecin, qui a composé des livres d'anatomie, fût de la secte empirique, dans laquelle on regardoit cette science comme inutile pour la médecine.

Pag. 55. *Il est parlé dans Plutarque (Simporiac. lib. 8, probl. 9,) d'Agatha Accarcides, &c....* Tout est défiguré ici, & la citation du livre de Plutarque qu'il faut mettre ainsi, *Symposiac. lib. 8, probl.* ou *quæst. 9*, & le nom de celui que regarde l'article de cette page ; il faut lire *AGATHARCHIDES*, Ἀγαθαρχίδης : il étoit de Samos, dit le même *Plut. Parallel.* édit. gr. lat. p. 305, E.

Pag. 61. *Archigène étoit d'Apamée en Syrie.... il devint, s'il en faut croire Volfangus Justus, médecin de Philippe, roi de Syrie.* Quelle autorité que celle de Volfangus Justus ! Rien de si inexact que ce qu'on trouve dans sa *chronologia medicorum.* Suidas avoit dit Ἀρχιγένης Φιλίππου ἀπαμεύς Συρίας ἰατρός : *Archigenes Philippi filius*, (c'est l'usage des Grecs de sous-entendre υἱός *filius*) *Apameus Syriæ medicus ;* c'est-à-dire, Archigène d'Apamée en Syrie, médecin, fils de Philippe. Comment cet Archigène, qui vivoit à Rome sous l'empire de Trajan, auroit-il pu être le médecin d'un roi de Syrie, tandis qu'alors il y avoit déja plus de 160 ans que la Syrie étoit sans roi, ayant été réduite en province romaine par le grand Pompée, qui vers l'an 64 avant J. C. déposa Antiochus l'asiatique, qui y régna le dernier ?

Pag. 75. *Marinus..... avoit composé vingt livres sur divers points d'anatomie que Lycus avoit ignorés.*

Il me tombe sous la main une certaine lettre

4e, (*b*) imprimée en 1769, dont M. Portal a surement eu connoissance, & dans laquelle on relève cette méprise grossière, qui a été copiée d'après Douglass. Comme cette critique me paroît juste, quoique M. Portal n'ait pas cru devoir l'adopter, dans son supplément au moins, je vais la copier moi-même ici telle que je la trouve.

[Voici comment *DOUGLASS* (*Biblioth. anat. specim. p. 15*) parle d'un ancien médecin, qu'on ne connoît il est vrai que par Galien : » *MARINUS*, » anatomiste, mit au jour vingt livres des *choses* » *ignorées en anatomie par LYCUS. On dit* que Galien » les a abrégés, en retranchant tout ce qui n'avoit pas » assez de rapport à l'anatomie. Il décrivit les muscles plus exactement qu'on n'avoit fait avant lui ».

(*b*) *Quædam modestè producta, oblivione deleta jacent, quæ tamen confidenter prolatis multò præstantiora valent*, dit un savant du XVe siècle. Dans la préface d'un volume in-4°. imprimé en 1770, auquel l'éditeur a mis son nom, on trouve sur ces LETTRES qui ont paru en 1769, in-8°. une note trop curieuse pour ne pas l'insérer ici ; elle fait anecdote. » *Il n'en a paru que six. Des tracasseries d'une espèce singulière & inouie nous ont empêché de les continuer. On auroit sans doute peine à nous croire, si nous disions qu'elles* » *sont venues de ce que le libraire n'a pas voulu condescendre* » *à l'exaction criante d'un homme qui n'y travailloit pas, qui* » *ne pouvoit même y travailler sans prévarication* (le censeur » de ces lettres); *il exigeoit que ce libraire s'engageât à lui* » *payer chaque année une somme qui pût* (*ce sont ses propres* » *termes*) payer son loyer de maison. *Il a bien tenu parole,* » *& la menace qu'il nous avoit faite* en face *de nous traverser,* » *si sa demande ne lui étoit pas accordée. Mais nous avons* » *été amplement dédommagés de ce désagrément, dont on ne* » *trouvera sans doute aucun exemple, par les suffrages de* » *plusieurs médecins qui nous ont témoigné par écrit qu'ils* » *étoient contens de nos lettres, & qu'ils en souhaitoient la* » *continuation* ». Préf. bibl. med.

On

On a de la peine à comprendre comment Douglass a pu parler de Marinus avec autant d'absurdité. S'il eût eu recours à Galien, il auroit évité cette lourde faute. Il n'eût pas été difficile à Marinus de faire un livre qui contînt des choses ignorées en anatomie, par un homme qui ne vint peut-être au monde que quand lui Marinus n'y fut plus; mais auroit-il eu la folie de lui donner le titre qu'il porte? En effet, Marinus fut le maître de Quintus; Quintus le fut de Lycus & de Satyrus; & ce dernier, de Galien.

Mais cet ouvrage, intitulé τῶν τῷ ἀγνοηθέντων Λύκῳ κατὰ τὰς ἀνατομὰς (*de ignoratis Lyco in anatomiis*), est dû à Galien qui s'en déclare expressément l'auteur (*de libris propriis, cap. ij*).]

Pag. 89. (Les muscles) *dont nous devons la découverte à cet auteur* [Galien], *sont..... les muscles interosseux & lumbricaux, que les chirurgiens françois attribuent à Habicot.* Depuis l'impression de ces paroles, M. Portal a attribué la découverte des muscles interosseux à Riolan, & la lui a assurée depuis encore dans sa lettre à M. Petit, *pag. 26.* Voilà M. Portal entre deux méprises, au moins apparentes. En avançant sa première opinion, notre historien avoit sans doute encore sous les yeux les traités du médecin grec, lus avec toute l'attention possible (*c*),

(c) Il faut rendre justice aux vastes lectures de notre historien, qui a lu bien réellement les traités anatomiques de Galien; autrement il ne se seroit pas exprimé ainsi dans sa *préface*, pag. xij. *On y* découvre *mille* découvertes *que les anatomistes qui lui ont succédé se sont attribuées, & on trouvera dans cet auteur des descriptions plus exactes que dans beaucoup de livres modernes.* Je fermerois la bouche à l'incrédule sur ce point avec ces autres paroles de l'historien; *une analyse détaillée de tous ces ouvrages modernes m'a paru*

dans lesquels il voyoit très distinctement la description de ces muscles interosseux. Mais il ignoroit encore alors (en écrivant l'histoire du deuxième siècle) que Charles Guillemeau en 1612, c'est-à-dire dans le dix-septième siècle, diroit qu'ils lui avoient été démontrés par Riolan le fils; & lorsqu'il l'a su, sa mémoire, malheureusement infidèle, ne lui a pas rappelé que depuis 1500 ans il avoit mis Galien en possession de la découverte.

Quoi qu'il en soit, voilà donc trois concurrens: mais n'y en auroit-il pas réellement d'autres? Cet examen nous importe peu dans le moment; M. Portal ayant exclus Habicot, il n'en reste plus que deux, selon lui, Galien & Riolan. Comme je ne m'en tiens pas à la dernière décision, en faveur de l'anatomiste du dix-septième siècle, l'historien voudra bien sans doute procéder de nouveau à cette discussion, & juger ce fait en dernière instance.

En attendant qu'il prononce, je demeurerai dans l'incertitude; il n'appartient qu'à un anatomiste éclairé de décider sur ce point. Mais bien qu'il ait refusé très

---

nécessaire; c'est pourquoi je les ai comparés avec ceux des anciens. Ibid. page x. Quel travail immense, dira-t'on! Quelle tête il falloit avoir pour remplir une tâche aussi pénible, où tant d'autres auroient succombé! On est, pour ainsi dire, effrayé, lorsqu'on sait le nombre des ouvrages composés sur l'anatomie & la chirurgie, & qu'on vient à penser que l'historien les a lus & comparés entre eux: il en fait lui-même l'énumération en ces termes: *Environ quatre cens ouvrages parurent... depuis le vingt-huitième siècle du monde, jusqu'au douzième après J. C.... Depuis cette époque, ils ont publié plus de douze mille ouvrages: j'ai entrepris d'en présenter le titre sous un seul tableau chronologique, d'en indiquer les éditions, d'extraire une partie de ce qu'ils contiennent d'original & de bon, &c.....* Et tout cela a été fait *en six ans*: quelle facilité!

positivement par deux ou trois fois l'honneur de la découverte des muscles interosseux à Habicot pour en décorer Riolan, il me permettra de lui proposer quelques doutes, ou quelques observations. En les pesant, en juge équitable, il en tirera peut-être quelque secours qui l'aideront à porter un jugement irréfragable.

Riolan fit paroître en 1608 sa *schola anatomica*. S'il avoit décrit ces muscles dans cet ouvrage, on pourroit estimer qu'il les auroit connus avant Habicot; mais quoiqu'il en parle *p. 214*, il n'en dit que deux mots. Il en donne une plus ample & plus exacte description dans son *anatome*, qui certainement n'a paru que dans les premiers mois de l'année 1610, avec les œuvres posthumes de son père, pour lesquelles il avoit obtenu le privilége, daté du 13 Mai 1609, sans qu'il y soit fait mention de son *anatome*.

Quant à Habicot, il obtint un privilége pour l'impression de sa *semaine anatomique*, en date du 14 Décembre 1609, avant que l'*anatome* de Riolan fût rendue publique. L'ouvrage du chirurgien parut aussi dans les six premiers mois de 1610; car comme il ne contient guère plus de vingt feuilles *in-8°*, il n'a pas demandé un terme plus long pour être imprimé.

Ces deux ouvrages étoient sous presse dans le même temps à peu près, quoiqu'il *semble* que celui de Riolan ait vu le premier le jour. J'ai donc raison, dira M. Portal, d'attribuer à Riolan la découverte des muscles interosseux, & d'en dépouiller Habicot, qui l'a copiée dans le livre du médecin de Paris. Je conviens que la description qu'ils en ont faite paroît calquée l'une sur l'autre.

Mais 1°. Riolan, qui ne manquoit surement pas d'amour-propre, ne dit point, en les décrivant avec soin, qu'il les ait découverts. Il s'exprime au contraire de manière à donner à entendre qu'on les connoiſſoit avant lui : *quanquàm* GALENO *placeat, motum lateralem digitorum fieri à ſolis muſculis* interoſſeis ; *Anatome, p. 94.* B... FALLOPIUS, in obſerv. & inſtit. anatom. *contendit lumbricales & interoſſeos muſculos extenſioni digitorum inſervire..... ibid.* Riolan ne cite point la page des *obſerv. anat.* de Fallope. J'y ſuppléerai ; c'eſt depuis la *pag. 165* juſqu'à *175*, *edit. Colon. M. D. LXII, in-8°.* quarante-huit ans avant que Riolan eut compoſé ſon *anatome.* Ceci pourroit ſuffire, pour prouver que la découverte n'appartient point au médecin-anatomiſte de Paris ; mais ce que je vais dire ira encore à l'appui.

2°. Riolan avoit lu la *ſemaine anatomique* d'Habicot, puiſque dans ſa *gigantomachie*, imprimée en 1613, il relève les fautes qu'il a rencontrées dans ce livre du chirurgien, qu'il n'aimoit point, (& cela depuis la page 11 juſqu'à la page 22). S'il eût cru avoir démontré le premier les muſcles interoſſeux, ſe ſeroit-il tu ſur le plagiat d'Habicot ?

3°. En 1612, Jacques Guillemeau donna une édition de toutes ſes œuvres, dans laquelle il inſéra l'*hiſtoire des muſcles* faite par Charles Guillemeau ſon fils. Celui-ci ne dit pas que Riolan les ait vus ou décrits le premier. Seulement après avoir rapporté très ſuccintement l'opinion des anciens & des modernes ſur ces muſcles interoſſeux, il ajoute : *ils ſe ſont tous trompés, tant à leur origine qu'à leur inſertion : je les décrirai comme monſieur Riolan, médecin du roi, me les a pluſieurs fois montrés ſur le ſujet.* Pourquoi Charles Guillemeau, qui n'étoit pas ami d'Habicot, dont le livre avoit paru deux ans auparavant, ne lui reproche-t'il pas d'avoir volé la découverte de ſon maître ? Pourquoi au moins ne déclare-t'il pas que Riolan en eſt l'auteur ? C'eſt qu'il ſavoit que

Riolan lui-même ne croyoit pas l'être : c'eſt qu'il ne s'en vantoit pas. L'homme ne tait point cependant ce qui peut lui acquérir de l'honneur & de la gloire.

4°. En voulant enlever à Habicot une poſſeſſion dont il paroiſſoit jouir, depuis cinquante ans au moins, il ſembleroit que ce chirurgien ſe fût déclaré auteur de la découverte. Il garde pourtant le ſilence à cet égard. Se ſeroit-il comporté de la ſorte, s'il eût penſé les avoir vus & démontrés le premier ? Il reconnoît au contraire que les anatomiſtes en ont parlé avant lui, lorſqu'il s'exprime ainſi, (*p. 263, édit. de 1660*) .... » *Si tu prens la peine de les diſſec-* » *quer, & non point te contenter de l'ouyr dire* ny de » les lire chez les autheurs *qui ſemble ne les avoir* » *iamais adminiſtrez* » ; (c'eſt-à-dire, diſſéqués, mais ſeulement décrits les uns d'après les autres).

Ne faudroit-il pas conclure que ces muſcles étoient déja bien connus dans les écoles d'anatomie du temps de Riolan & d'Habicot, qui avoit au moins quinze ans plus que le premier ? J'accorderai ſi l'on veut, qu'ils ſe ſont appliqués chacun de leur côté à les bien reconnoître, à les démontrer exactement, à les décrire avec préciſion, & plus véritablement même que leurs premiers maîtres. Cependant s'il n'y avoit d'autres concurrens que Riolan & Habicot, pour aſpirer à l'honneur de la découverte, & qu'il fallût décider abſolument, & donner la palme à l'un des deux, je crois que je la préſenterois à Habicot, parce qu'il paroît être le premier en date, ayant démontré aux écoles même de médecine l'anatomie, avant que Riolan étudiât la médecine. Mais heureuſement nous ne ſommes pas réduits à prononcer entre ces deux contendans : car M. Portal a vu cette deſcription dans Galien ; Riolan l'y avoit vue avant lui ; Fallope l'a vue à son tour dans Vésale (*d*), & nomme même deux ou trois anatomistes qui ont bien démontré ces muscles.

Telles sont mes réflexions. J'attendrai que M. Portal, après avoir examiné toutes les pièces du procès, & comparé tout ce que peuvent en avoir dit tous les anatomistes depuis Galien jusqu'à Riolan & Habicot, prononce un jugement légal, sans avoir égard à ce que M. Winslow, M. Morand, & lui-même en avoient déja dit. Il a fait naître l'instance, elle vaut bien la peine d'être décidée définitivement.

Pag. 89. Je trouve cette note de ma main, à la marge ; *copié de Gœlicke qu'on ne cite point.* Je viens de comparer le texte de M. Portal avec celui de Gœlicke, depuis ces mots, lign. 24, 3e. alin. (GALIEN) *établissoit deux opérations, &c.....* jusqu'à la fin de la page 91. A l'exception de quelques retranchemens, de quelques transpositions, on trouvera, si l'on prend la peine de conférer, que c'est Gœlicke tout pur, depuis ces mots de la page 49, *hist. chir...... operationes chirurgicæ generales, &c.....* jusqu'à la pag. 60. On ne pouvoit pas copier Le Clerc, qui n'a dit que deux mots de la chirurgie de Galien. Ce n'est pas le seul exemple qui prouve que l'on puise dans Gœlicke sans en avertir. Je ne crains pas que M. Portal me dise ce que je lis dans sa lettre à M. Petit, *pag. 7. Il faut n'avoir pas lu M. Gœlicke, pour m'accuser de l'avoir copié.* Cependant, malgré cette protestation, on voit un aveu bien différent, *tom. V, pag. 611. Je me suis procuré les ouvrages de Knoblochius & de Sclanovius, dont j'avois parlé d'après Gœlicke.*

(*d*) M. Portal lui-même ne l'a pas ignoré ; car on lit dans son *hist. tom. j, pag. 417.* » *Il a connu* (Vésale) *les interosseux ...* » *mais il ne les a pas décrits avec précision....* ».

Pag. 117. *Léonide...... est le premier qui ait fait mention des dragonneaux.* M. Portal ne se souvient donc pas d'avoir écrit, *pag. 55 & 56*, qu'AGATHA ACCARCIDES (*il faut AGATHARCHIDES*) historien qui vivoit sous Ptolémée Philométor, en avoit parlé. Or cet Agatharchides existoit plus de cinq cens ans avant Léonide. Il est vrai que dans cet article, M. Portal ne les nomme pas *dragonneaux*, mais *petits dragons* ou *vers* qui se fixoient aux jambes. L'historien établiroit-il une différence entre *dragonneaux* & *petits dragons* ?

Pag. 121, 122. *Procopius.* (Procope). Cet article est tiré de Freind, qu'on ne cite point. On a agi sagement, car on lui fait dire des choses fausses. Ce savant historien de la médecine, cet excellent critique avoit placé la fameuse peste de Constantinople, décrite par Procope, sous la date de 543 ; M. Portal la place, on ne sait pourquoi, sous celle de 1543.

Ibid. lign. 16. *Artabaze, roi de Perse.* Freind ne lui donne pas ce titre, parce qu'il savoit qu'il ne lui étoit pas dû : Procope en effet, que j'ai sous les yeux, *lib. iij, pag. 477, edit. gr. lat.* dit qu'il étoit arménien, & qu'il commandoit les Perses dans l'armée de Bélisaire contre les Goths.

Ibid. lign. 26. *Nous avons aussi de lui* (de Procope) *un détail très circonstancié du coup de flèche que reçut à la face un roi des Goths.* Freind nomme ce blessé, mais sans le qualifier de roi des Goths. J'ouvre Procope, *lib. ij, pag. 393* : voici ce que je lis, Ἐν τούτῳ δὲ καὶ Ἀρζὴν τῶν Βελισαρίου ὑπασπιστῶν ἕνα, τῶν τις Γότθων τοξότης μεταξὺ τῆς τε ῥινὸς καὶ τοῦ ὀφθαλμοῦ τοῦ δεξιοῦ βάλλει. ..... c'est-à-dire, *Arzès, un des aides-de-camp de Bélisaire, fut atteint par un archer goth, d'une flèche qui pénétra entre le nez & l'œil droit.......* Ce blessé, comme on voit, bien loin d'être roi, étoit un officier aux ordres du général qui commandoit les troupes de l'empereur ; bien loin encore d'être goth, il servoit contre les Goths dans l'armée des Romains.

Pag. 130. *Il y a encore un autre auteur grec, dont le nom n'est pas parvenu jusqu'à nous ; il a laissé un abrégé d'anatomie qui vraisemblablement s'est égaré, puisque malgré toutes les recherches que nous avons faites à ce sujet, il nous a été impossible de découvrir l'endroit où cet ouvrage* a été imprimé : *les écrivains qui en parlent se contentent de l'annoncer.*

Lorsque M. Portal a écrit ceci, il avoit très certainement sous les yeux Gœlicke, qui parle ainsi, (immédiatement après avoir dit deux mots de Théophile, protospataire, c'est-à-dire commandant des gardes de l'empereur, dont notre auteur vient lui-même de faire l'article :) *Prostat etiam anonymi græci isagoge anatomica, quam è bibliotheca regum Galliæ munificentissimè communicatam* Laurembergius, *medicus germanus, civitate latinâ donatam edidit.*

Si cet ouvrage est traduit, comment M. Portal a-t'il pu se dissimuler à lui-même & à ses lecteurs qu'il n'étoit vraisemblablement pas égaré comme il l'avance ? Pourquoi avoir soustrait la plus grande partie du texte latin de Gœlicke ? Réjouissez-vous, Monsieur, puis-je dire à M. Portal ; ce livre pour lequel vous avez fait tant de recherches n'est point perdu. Vous avez cherché beaucoup & long-temps, je le veux croire ; mais vous avez cherché par-tout où il n'étoit pas. Car il est à la bibliothèque du roi, sous le numero T 480. Il a pour titre : Ἀνωνύμου εἰσαγωγὴ ἀνατομική. *Anonymi philosophi antiquiss. isagoge anatomica, nunc primum è sua bibliotheca edidit & vertit* PETRUS LAUREMBERG, *Hamburgi*, CIↃ IↃC. XVI, *in-4°.* Le grec eſt d'un côté, & le latin de l'autre; il ne comprend que 87 pages de gros romain. *Fateor tamen*, (dit Lauremberg) *Ariſtotelem maximo mihi adjumento fuiſſe, ex quo .... anonymus pleraque ſua exſcripſit.* Je ne comprends pas comment il vous eſt échappé; à vous, Monſieur, qui avez dit bien expreſſément *pag. viij* de votre préface : *Pour compoſer cette hiſtoire, je me ſuis procuré* TOUS *les ouvrages d'anatomie & de chirurgie de la bibliothèque du roi.* Van der Linden, article *PETRUS LAUREMBERGIUS*, l'indique ainſi : *Iſagoges anatomicæ græcæ interpretatio latina. Lugd. Batav. apud Elzevirios, 1618, in-4°.* Mercklin, Manget, Eloy, ont mis cette édition dans leur catalogue. Douglaſſ, lui-même, *pag. 214*, l'indique auſſi, mais ſans date, à moins que celle qui ſe trouve après un autre titre ne lui convienne. Je vois dans mes papiers qu'il y a eu une édition grecque en 1555. J'allois oublier que Gœlicke l'annonce une ſeconde fois, *p. 136, art.* Lauremberg. Tarin, *bibl. anat. p. 27, col. j*, fait auſſi mention de l'*iſagoge :* & M. Haller, *ſtud. med. p. 495*, annonce deux éditions, celle de 1618, & une plus récente, de 1744.

Pag. 136. *Méſué étoit caldéen.* Les meilleurs hiſtoriens diſent qu'il étoit de Niſabour *ou* Nichabourg, *ou* Neiſabur, & par conſéquent perſan, cette ville étant du Khoraſan province de Perſe.

Ibid. *Aaron Raſid, 23e calife de Bagdag, &c.* .... Aaron Raſid, *ou plutôt* Haroun al-Raſchid, ne fut point le 23e calife, mais le 24e.

Pag. 236. *Nicolaus Nicolas vivoit à Florence ſous le règne de Venceſlas, roi de Bohême ; & après que ce prince eut été dépoſé, il jouit d'une brillante réputation ſous Venceſlas, empereur d'Allemagne.* M. Portal fait deux princes d'un ſeul & même prince, & renverſe l'ordre des faits.

Venceslas fut & roi de Bohême & empereur. Lorsqu'il fut dépossédé & privé de l'empire, le royaume de Bohême lui resta ; il mourut le 16 Août 1419.

Pag. 257. *Vers le même temps* (dans le 15e siècle) *vivoit un nommé Alexandre Aphrodisæus.* L'erreur est légère ; il n'y a que 13 siècles de différence, puisqu'il étoit contemporain de Galien, qui vivoit dans le 2e.

Pag. 258, lign. 1 & 2. *Il est ..... bien étonnant que Conrad Gesner n'en ait point parlé*, (de Vigo).

Il est bien plus étonnant pour moi de voir Gesner faire mention de Vigo, *bibl. univers. feuillet 461 verso, edit. 1545, in-fol.* Plus des trois quarts même de la page le regardent.

Pag. 325. *Le pape Léon le* (Lacuna) *fit chevalier de la toison d'or, & comte palatin.*

Ce n'est pas le pape qui crée les chevaliers de la toison d'or, & Lacuna n'eut point l'honneur d'être décoré d'un titre où il ne pouvoit pas prétendre : mais il fut chevalier de l'ordre de saint Pierre, institué en 1520 par Léon X, (*eques auratus*) à cause d'un ovale d'or où étoit représenté S. Pierre, & qui se portoit sur l'estomac. Cette méprise de M. Portal se renouvelle toutes les fois qu'il trouve les mots *eques auratus*. Ainsi l'on voit encore Caïmi, *tom. ij, pag. 457, lign. penult. & dern.* qualifié mal-à-propos de chevalier de la toison d'or. Pour Fabrice d'Aquapendente qu'on revêt également de cette dignité, *tom. ij, pag. 196, ligne dern.* l'erreur est différente ; car il falloit dire *chevalier de S. Marc*, ordre établi par la république de Venise ; les chevaliers portent sur la poitrine une croix d'or où est représenté un lion aîlé qui tient un livre des évangiles, avec ces paroles, *Pax tibi, Marce evangelista meus.*

Pag. 368. *M. Haller parle* (*ſtud. med.* pag. 500,) *d'un certain Nicolas* DE SABIO, *auteur d'un traité d'anatomie, intitulé, &c.....*

1°. M. Haller ne dit pas que ce ſoit un traité d'anatomie.

2°. Il y a plus, c'eſt que ce n'eſt qu'un graveur, métamorphoſé en écrivain anatomiſte: *Nicolaus de Sabio iconum anatomicarum artifex*, MATTH. pag. 150, §. 268.

3°. La notice que donne M. Portal eſt la paraphraſe ou l'amplification de ces trois lignes de M. Haller : *Duæ ſunt tabulæ viri & feminæ. In utraque viſcera abdominis ſecundùm ſtrata, quæ ſibi ſuccedunt, delineata habentur, quod idem inſtitutum multis poſtea placuit. Cœterum rudes icones ſunt, hepar multilobe.*

Pag. 433.... *Nous avons de lui* (Horman) *Anatomia corporis humani*, ij *libr. Il n'y a que M. Douglaſs qui en parle.*

M. Portal n'a donc pas vu la *biblioth. med.* de Paſchalis Gallus, *pag. 119*, ni celle de Schenck, *pag. 210*, ni Manget, *tom. j*, *part. ij*, *pag. 751*, qui tous ont fait mention de cet ouvrage avant Douglaſſ; on le trouvera auſſi dans Gœlicke, *hiſt. anatom.* pag. 73.

Pag. 450. *Cet ouvrage* (de Fleſſelle) *eſt dédié au cardinal Chatellan.* Liſez, à Odet de Coligny, cardinal de Châtillon, frère du fameux amiral (*Odeto Collìgneo, cardinali à Caſtellione*, épit. dédicat. p. 3).

Pag. 452. *Antoine Mollinius..... On ignore ſes qualités & le pays où il a vécu.* Son vrai nom étoit Du Moulin (*fortè* Molin) : il fut valet de chambre de la reine de Navarre ; mâconnois, & par conſéquent françois. *La Croix du Maine, biblioth. franc.* pag. 18. *Duverdier, biblioth. franc.* pag. 74.

Pag. 460. Puisque M. Portal ne fixe point la date de la naissance d'*AMBROISE PARÉ*, & qu'elle ne se trouve dans aucun historien, il est à propos de la faire connoître ; c'est l'année 1509. Elle est assez clairement énoncée, par ces mots que je vois au-dessus de son portrait gravé,

anno ætatis 75,
1584.

Dès l'an 1536, c'est-à-dire à l'âge de vingt-sept ans, il étoit chirurgien de René de Montejean, capitaine général des gens de pied, dans l'armée de François Ier, envoyée en Piémont. (*Œuvr. d'Ambr. Paré*, pag. 409). Ce René de Montejean fut fait maréchal de France en 1538, & mourut la même année.

Paré devint chirurgien ordinaire du roi Henri II en 1552, (à quarante-trois ans) après la prise du *Chasteau-le-comte*, dont je ne vois point qu'il soit parlé dans les géographes françois. Notre chirurgien, qui en vit faire l'attaque, dit qu'il étoit situé à trois ou quatre lieues de Hesdin (en Artois).

M. Portal (*pag. 461*) nous apprend que le livre de Paré, intitulé *manière de traiter les plaies par arquebuses, flèches, &c.* ..... fut imprimé à Paris en 1551, in-8°. Il n'est point d'accord avec l'auteur qui devoit être bien instruit de la date, & qui, *pag. 411*, dit que ce fut premièrement l'an 1545, puis en 1552, & pour la troisième fois en 1564. Si ce sont des fautes d'impression, je n'en serai point responsable, n'ayant pas encore eu l'occasion de voir ces différentes éditions, qui auroient dû avoir été examinées par l'historien & par le bibliographe de la chirurgie. Pour moi je ne rougis point d'avouer, que, bien qu'il y ait douze ans que je lise, que je compare, que je confère, que je fasse des extraits, que je note, & que j'aie rassemblé plus de vingt mille articles, il s'en faut beaucoup que j'aie tout vu. Je ne suis peut-être pas à la moitié de la carrière où je suis entré, mais dans laquelle je marche lentement, & pour ainsi dire à pas de tortue. Si M. Portal rit de ma lenteur, je répondrai avec cet adage connu, *sat citò. qui sat benè;* ou par ces mots devenus célèbres σπεῦδε βραδέως, *festina lentè*, rendus ainsi par Despréaux,

» Travaillez à loisir, quelque ordre qui vous presse,
» Et ne vous piquez point d'une folle vîtesse.

Notre historien (*ibid.*) indique la traduction latine des œuvres de Paré, donnée par *Jacq. Guillemeau* sous la date de 1561, c'est-à-dire la même année qu'elles parurent en françois. Cette édition latine est chimérique, puisque Jacques Guillemeau en cette année n'avoit qu'onze ans, étant né en 1550. Elle ne sortit de dessous la presse qu'en 1582, époque d'une seconde édition, suivant M. Portal.

Ce grand homme .... mourut, suivant le sentiment le plus reçu, le 22 décembre 1590. Hist. de l'anat. p. 460. Je ne sai pas trop ce que signifient ces mots, *suivant le sentiment le plus reçu :* il falloit dire, pour être plus exact, *fut enterré* le 22 décembre 1590. Cette date sera juste pour sa sépulture; je l'ai vue (aujourd'hui lundi 22 Juillet 1771) dans les registres de la paroisse de saint André. Ainsi Devaux s'est trompé bien réellement, lorsqu'il a mis, *obiit 25 aprilis 1592.* J'ai sous les yeux son *index funereus chirurgor.* & j'assure qu'il n'a pas écrit 23 *avril*, comme M. Portal le met en note.

Pag. 480. Toute cette page est peu exacte; mais je ne m'arrête qu'à ce que dit M. Portal sur un objet.

La plupart des écrivains l'ont loué (Ambroise Paré) *d'avoir le premier lié les vaisseaux...... Je refuse complettement la découverte à Amb. Paré, & je l'accorde aux Arabes..... &c.....*

Ces écrivains n'avoient donc pas lu les œuvres de ce chirurgien, qui s'explique nettement à cet égard, (édit. *in-folio, Paris, 1628, pag. 1191*). Il ne s'arroge pas cette découverte; il prouve qu'on doit lier les vaisseaux par les témoignages d'Hippocrate, de Galien, d'Avicenne, de Guy de Cauliac, de Houlier, de Calmethée (*Chalmette*), de Celse, de Vésale, de Jean de Vigo, de Tagaut, de Pierre de Argillata, de Jean-André de la Croix. Après cette énumération, Ambroise Paré apostrophe ainsi son critique : *Or voilà, mon petit bon homme, des authoritez qui vous commandent lier les vaisseaux. Quant aux raisons, je veux les débattre.*

Amb. Paré savoit donc bien qu'il n'étoit pas l'inventeur de la ligature des vaisseaux. Ainsi toute la tirade de M. Portal est en pure perte.

Pag. 538. » Castillo (François Martin de) est » l'auteur d'un ouvrage sur la dentition...... Il est » intitulé: *Colloquium de dentitione & ordine quo dentes » prodeunt. Pinciæ*, 1557, *in-octavo. Martiti*, 1570, » *in-octavo* ». (Douglass, p. 109.)

1°. Il faut *François Martinez de Castillo.*

2°. Ce n'est pas un ouvrage sur la dentition.

3°. Il n'est pas écrit en latin, mais en espagnol.

Voilà bien des erreurs dans un court article. Cet ouvrage regarde non pas la dentition, mais la denture, & la manière d'arranger, d'accommoder, de nettoyer les dents : *Coloquio de la dentadura, y orden de adereçar los dientes*, &c...... *Dom Antonio, bibl. hisp.*

Page 638. *Costa* ou *Costæus*, *médecin François.* (Douglass, 125.)

Quand un historien ne consulte qu'un livre, déja peu exact, il est certain qu'il commettra bien des fautes. Douglass, en parlant de Costa, a dit, *natus Laudæ*, *Galliæ oppido*; ce qui a fait dire à M. Portal, *Costa médecin François*. L'ignorance de Mercklin, copié par Manget, est cause que Douglass s'est trompé; car ces deux premiers ont mis sa phrase. Mais Schenck dans sa *biblioth. med.* pag. 293, n'a écrit que *Laudensis*, c'est-à-dire *ex Laudâ*, Lauden, ville de Franconie, en Allemagne.

Pag. 652. » Nyssenius (Grégoire) est l'auteur d'un » traité qui a pour titre: *De hominis opificio*, *inter-* » *prete Johanne Levenclaio. Basileæ*, 1567 ». [M. Portal avertit qu'il n'a pas vu cet ouvrage].

Il y a bien des méprises dans ce court & très-court article.

1°. Ce Nyssenius (Grégoire) n'est le nom ni d'un médecin, ni d'un chirurgien, ni d'un anatomiste.

2°. *Nyssenius*, ou plutôt *Nyssenus*, n'est pas un nom propre, mais un nom patronymique: il veut dire qui est de Nysse, ou qui appartient à Nysse, comme *Romanus* signifie qui est de Rome, ou qui appartient à Rome. On entrevoit que le véritable nom, le nom propre, est Grégoire.

3°. Mais quel est ce Grégoire de Nysse? C'est le frère de S. Basile; c'est un évêque de Nysse, ville de la Cappadoce, située sur les frontières de la petite Arménie.

4°. En plaçant dans le seizième siècle ce Grégoire de Nysse comme auteur d'un livre d'anatomie, M. Portal tombe dans un énorme anachronisme; car ce saint évêque fut élevé sur le siège de Nysse l'an 372,

& mourut vers l'an 399 ou 400; c'eſt-à-dire à la fin du quatrième ſiècle : donc il ſe trompe de douze cens ans.

5°. Mais quel eſt cet ouvrage annoncé comme anatomique par M. Portal? » C'eſt, dit un ſavant » hiſtorien de la vie de ce ſaint, un traité qui peut » être regardé comme une continuation de ſon *Exaëméron*, ou livre ſur l'ouvrage des ſix jours, quoiqu'il » ait été compoſé le premier, c'eſt-à-dire vers l'an » 379. Il eſt très curieux & plein d'érudition. On y » trouve de fort belles choſes ſur l'excellence & la » dignité de l'homme, ſur ſa reſſemblance avec Dieu, » ſur la ſpiritualité de ſon ame, ſur la réſurrection » des corps, &c.... »

Comme M. Portal n'a point vu cet ouvrage, il eſt juſte de lui indiquer la meilleure édition des œuvres de S. Grégoire de Nyſſe, où il ſe trouve. Elle eſt de Paris, 1615, 2 vol. *in-folio*, donnée par Fronton le Duc, qui en 1618 fit paroître un troiſième volume par forme d'appendice. Cette édition avec le ſupplément eſt préférable à celle qui parut en 1638, *in-fol.* 3 vol.

L'hiſtorien eſt actuellement à portée de lire un ouvrage auſſi utile, auſſi inſtructif, & qui contient ce que l'anatomie n'apprend pas.

TOME DEUXIÈME.

Pag. 17. » S. Pierre (Michel de) publia un ou» vrage qui a pour titre : *Anatomicæ tabulæ corporis » humani methodicè conſcriptæ.* Pariſ. 1571 ».

Ce Michel de S. Pierre étoit chirurgien du duc de Lorraine, Charles ij, que d'autres nomment Charles iij. Cet ouvrage n'eſt pas écrit en latin, mais en françois, & ne lui appartient pas en propre. Il paroît même que Jacques Guillemeau y a eu la plus grande part;

part; car dans l'édition que celui-ci en donna en 1586, *in-folio*, laquelle est sous mes yeux, il parle ainsi dans son avertissement au lecteur : *Par quoy comme ainsi soit que long temps parauant, accompagné de Michel de saint Pierre .... i'eusse mis en lumiere six tables generales Anatomiques*..... Aussi M. Portal annonce-t'il plus loin, *pag. 182*, *art.* Jacq. Guillemeau, ces tables anatomiques comme de lui. Il n'indique pas l'édition de 1571, mais une de 1598, *in-folio*, que je présume être celle de 1586.

Pag. 75, article ROUSSET. On annonce ainsi les éditions de son ouvrage:

Traité nouveau de l'hystérotomotokie, ou *enfantement césarien*. Paris, 1581, *in-octavo*, traduit en latin par Gaspar Bauhin. *Basileæ*, 1582, 1588, 1591, *in-octavo*. *Parisiis*, 1590, *in-octavo*. *Francof.* 1601, *in-octavo*.

J'observerai que la traduction latine de l'hystérotomotokie, imprimée à Paris en 1590, n'est point de Gaspar Bauhin. Cette erreur avoit déja été relevée dans la même quatrième lettre déja citée, en ces termes, en parlant de Douglass:

[C'est avec raison que Douglass (p. 251) attribue à FRANÇOIS ROUSSET, docteur en médecine, l'ouvrage françois qui a pour titre *Hystérotomotokie*, & qui fut imprimé à Paris en 1581 : mais il a tort d'indiquer comme de G. Bauhin la version latine de ce livre, imprimée à Paris en 1590 : nous l'avons sous les yeux ; elle est de Rousset lui-même, qui dit qu'il l'avoit faite il y avoit long-temps, & qu'en la mettant au jour, il se rendoit aux sollicitations de ses amis : il remercie en même temps G. Bauhin de celle qu'il avoit entreprise : c'est cette dernière qui fut insérée dans le recueil des auteurs sur les maladies des femmes, imprimé à Basle en 3 vol. *in*-4°, en 1586, & non pas, comme le disent Mercklin & Manget, en 1566, (quinze ans avant la publication de l'ouvrage françois;) & depuis dans le recueil *in-fol.* de Spachius, *Argent.* 1597.]

Pag. 88. » Bretonayau (René).... Nous avons » de lui un petit traité qui a pour titre : *de generatione » hominis tractatus variis & multis observationibus re- » fertus. Paris.* 1583, *in-quarto.* L'auteur croit au sys- » tême des œufs. L'ouvrage est peu volumineux, du » reste assez bien écrit ».

Ce titre latin, qui indique que BRETONNAYAU a écrit en cette langue, est pris de M. *Haller, stud. med.* pag. 1064, lequel a soin de mettre un astérisque pour avertir qu'il l'annonce sur la foi d'autrui, & qu'il ne l'a point vu. Mais la notice que je viens de copier est de M. Portal, car M. Haller n'en met pas; ce qui fait présumer que l'historien a vu & lu ce traité; autrement, comment auroit-il dit qu'il est *assez bien écrit ?*

Voyons donc si le bibliographe de l'anatomie ne s'est pas trompé. Il s'agit pour cela de mettre ici le titre de l'ouvrage, & d'en donner une courte analyse. Il faut que cette notice soit un peu détaillée, elle n'en sera que plus curieuse & plus piquante. Commençons par le titre, pris sur l'exemplaire de la bibliothèque du roi, qu'on a tiré de celle du célèbre M. FALCONET : il est sous le *numéro* 5859.

La generation de l'homme & le temple de l'ame : avec autres œuures poëtiques extraittes de l'Esculape de René Bretonnayau medecin, natif de Vernantes en Anjou. Paris, M. D. LXXXIII. (in-4°).

Au revers du frontispice on lit :

LES TRAICTEZ CONTENUS
EN CEST OEVVRE.

La Generation de l'homme. { *L'effort de Venus.* *L'Arc de Cupidon.* *La Generation.* }

La Conception de l'homme & de la sterilité, des causes d'icelle & de sa curation.

Le Temple de l'ame.

La Fabrique de l'Oeil.

Le Coeur ou le Soleil du petit monde, où il y a un ample Discours des Pouls & du ris.

Le Foye, ou le Temple de Nature humaine.

Le Phrenetique, & sa cure.

Le Melancholique, & sa cure.

La Pierre, & sa cure.

La Colique, & sa cure.

Les Gouttes.

Des Hemorrhoides, & leur cure.

La decoration ou embellissement de la face, des dents & des mains, avec un ample discours sur les dites mains.

Le Singe.

On voit d'abord que Bretonnayau n'a pas écrit en latin; on verra bientôt que c'est en vers françois.

La génération comprend trois divisions.

1°. Le fort de Venus. Après une espèce d'invocation à cette déesse & à Cupidon, le poëte décrit assez au long les parties de la génération de la femme, mais moins anatomiquement qu'énigmatiquement, & en rimes assez libres.

2°. L'arc d'Amour, *fol. 6 verso.* Ce n'est qu'un emblême, sous lequel il fait des parties de la génération de l'homme, une description qui respire également la licence; on voit bien le versificateur, mais non l'anatomiste.

3°. LA GÉNÉRATION DE L'HOMME. Il commence ainsi, *fol.* 9 :

IVSQVES icy lizeur soubs la plaisante feinte
D'un fort, & d'un Archer i'ay la forme depeincte
Des membres naturels, qui fertilement pleins
Repeuplent l'un & l'autre Hemisphere d'humains
C'est affin que la femme, encore qu'elle sache
Que c'est, en me lisant, modeste ne se fasche,
Et que la fille aussi, qui ja s'en doute bien,
Feigne honteusement de n'y entendre rien.
Or sans dissimuler à chanter je m'appreste
Ce qui ne fera point rougir la femme honneste,
Ny le teint virginal, la generation
De l'homme, & les moyens de la conception.

Le poëte, en suivant son sujet, en vient bientôt à parler de la liqueur prolifique : voici comment il le fait ;

Comprendre je ne puis, comme il se puisse faire
Que ce germon errant par la (vene) & l'artere,
Par le solide nerf, passe tout au travers
Des os, de toutes parts de l'humain univers,
Tant que par les canaux, que la nature perce,
Expressement, affin que chasque moytié verse
L'une dans l'autre, & l'autre en soymesme cela
Que le disert Gregoys iadis sperme appella,
Dans l'amarry se rendre, & s'y face un melange
Qui ores en femelle, ore en masle se change, ...

Et fol. 12 recto & verso:

Ne pense ce qu'on voit blanc, humide, escumant,
Que ce soit ce qu'on voit, c'est l'homme entierement:
. . . .
. . . .
Ainsi le double outil, qui la semence forme
Est de l'homme le fruit, dont un autre viendra
Tout pareil & semblable à qui l'engendrera,

Et de mesme nature, & lequel plus resemble
A l'un des deux parents, qui plus, conjoincts ensemble
De sa part y a mis : (*e*)

La conception faite, il décrit assez au long le cordon ombilical; mais passe rapidement sur la formation du foie & de sa veine, sur celle du cœur, des nerfs, des os & des autres parties. Il vient ensuite à la manière dont l'embryon se nourrit, & marque l'accroissement qu'il prend de mois en mois. En finissant, il emploie environ quatre-vingt-dix vers à marquer comment les dieux, qui assistent à la naissance du fœtus, chacun avec sa puissance, accordent à chaque partie du nouveau-né la faculté d'agir, ou la fonction qui lui est propre.

Quant à ce qui est renfermé sous le titre *Conception de l'homme*, &c.... je vais le faire connoître, parce qu'il tient au premier, bien que M. Portal n'en ait point parlé.

Après un court préambule, Bretonnayau plaint l'homme qui n'a point d'enfant, pour être l'appui de sa vieillesse chancelante; puis il passe aux qualités physiques que doivent avoir deux époux; il s'étend sur les signes frivoles de la virginité existante ou perdue; il ne s'étend pas moins sur les signes également frivoles de la grossesse, de même que sur ceux qui annoncent la fécondité & la stérilité tant dans l'homme que dans la femme : il indique une foule de moyens absurdes pour guérir la stérilité de la femme, & en propose d'aussi pitoyables pour retenir l'enfant après la conception.

(*e*) Un homme qui, dans le système de la génération, admet le mêlange des deux liqueurs, *croit-il au système des œufs*, comme le dit pourtant M. Portal ? Au reste Bretonnayau n'en dit pas un mot dans son poëme, si pourtant on peut lui donner ce nom.

Ce ſujet eſt traité avec une liberté permiſe ſans doute alors. Un poëte, qui prendroit aujourd'hui ce ton, ſeroit preſque ordurier. Ce n'eſt point en comparant la verſification de Bretonnayau avec celle de nos jours, qu'il faut juger de ſon mérite : ce ne ſera qu'en ſe tranſportant dans le ſiècle où il a vécu. J'abandonnerai cette déciſion à ceux qui ont ſuivi les différens âges de notre poëſie ?

Peut-on s'empêcher de rire, mais de ce rire dont parle Homère ἀσβέστῳ γέλωτι, lorſqu'on nous annonce comme latin un écrit compoſé en françois, en ajoutant ſur-tout que *du reſte* il eſt *aſſez bien écrit*.

Pag. 90. Bertaccius (Dominique). M. Portal nous dit que c'eſt d'après Douglaſs que les bibliographes connoiſſent l'ouvrage dont il eſt auteur. Cela eſt faux ; car cent vingt ans avant Douglaſs, il a été annoncé par *Paſchalis Gallus*, qui mal-à-propos le nomme *Bartalius* ; & depuis ſucceſſivement par *Schenck*, par *van der Linden*, par *Lipenius*, par *Mercklin*, & après eux par Douglaſs enfin en 1714. Mais il paroît qu'il faut écrire *Bertacchius* ; & dans un catalogue dreſſé par Martin, au lieu de *libri iv*, je lis *libri vij*.

Pag. 186, lign. 28 & 29. *Guillemeau* (Jacq.) *dit avoir fait pluſieurs fois avec ſuccès l'opération céſarienne.*

Ces paroles trop poſitives de M. Portal induiront néceſſairement en erreur : Guillemeau lui-même va les expliquer. » Les Iuriſconſultes (dit-il, *p. 342, lig. 1.*) » condamnent à mort celuy qui aura enſeuely la femme » groſſe, deuant que de luy tirer ſon enfant, pour luy » auoir oſté (auec la mere) l'eſpérance de viure.

» I'ay fait telle operation à quelques femmes fort » heureuſement, & entre autres à madame le Maire, » accompagné de monſieur Philippes mon oncle : » & à madame Paſquier, *ſoudain après qu'elle fut*

» *decedee*, presens monsieur Paré & le Curé de sainct » André ».

Ce chirurgien veut donc dire qu'il a sauvé la vie à deux enfans ; mais non pas aux meres, puisqu'elles étoient mortes.

Et plus bas (*même pag.* D.) » Aucuns tiennent que » telle section Cesarienne se peut & doit pratiquer (la » femme estant viuante) en vn fascheux accouche- » ment : Ce que ie ne puis conseiller de faire pour » l'auoir experimenté par deux fois en la presence de » monsieur Paré, & veu pratiquer à messieurs Viart, » Brunet, Charbonnet, Chirurgiens fort experts, & » sans auoir rien obmis à la faire dextrement & metho- » diquement. Toutesfois de cinq femmes ausquelles » telle operation a esté faite, il n'en est reschappé au- » cune : Ie sçay que l'on peut mettre en auant qu'il y » en a qui ont esté sauuees : mais quand cela seroit » arriué, il le faut plustost admirer que pratiquer ou » imiter : D'vne seule Arondelle on ne peut iuger le » Printemps, ny d'vne seule experience l'on ne peut » faire vne science ».

Puis il ajoute les paroles suivantes : » Après que » monsieur Paré nous l'eut fait experimenter, & » voyant que le succez en estoit malheureux, il s'est » désisté & retracté de ceste operation ; ensemble tout » nôstre College des Chirurgiens iurez à Paris, & la » plus saine partie des Docteurs Regens en la faculté » de Medecine de Paris ». *Œuvr. de Guill.* 1649, *in-fol.* pag. 342, E.

Quelle créance faut-il donner après cela à ce que nous lisons dans l'histoire de l'anatomie & de la chirurgie ? *Guillemeau dit avoir fait plusieurs fois avec succès l'opération césarienne.* Cependant trois mots de plus, & l'historien disoit vrai ; il n'avoit qu'à ajouter, *sur le cadavre.*

Pag. 236. *Schenckius* (Jean) *naquit en 1530.*

M. Portal doit se souvenir que dans la même lettre quatrième que j'ai citée *pag.* 63 & 64 . . . . . on avoit prouvé que cette date n'étoit pas exacte. Voici comment l'auteur parloit avant que l'histoire de l'anatomie parût.

[Douglass n'est pas plus exact sur la date de la naissance de JEAN SCHENCK, de Graffenberg, qu'il fixe à l'an 1530, ni sur la durée de sa vie, qu'il dit avoir été de soixante-huit ans. Il est vrai que Mercklin, Manget, Eloi, disent la même chose ; mais le plan de Douglass étant très-borné, il auroit pu éviter cette faute en consultant le *Biblia iatrica* de Jean-George Schenck son fils. Voici ce qu'on y lit *pag. 341 : Vixit autem annis LXVII, M. IV. D. XXII. Medicinam fecit annis 44, obiit 1598, a. d. prid. id. IXbris.* Ce qui signifie qu'il est mort le 12 novembre 1598, âgé de soixante-sept ans, quatre mois, vingt-deux jours. Cette date est précise : il étoit donc né le 20 ou le 21 Juin 1531, & non pas 1530].

Pag. 423. *DUVAL (Guillaume) a composé l'histoire du collège royal de France. . . . Son article est plus long que celui de tous les autres. A ce trait d'amour-propre on ne reconnoît plus le compositeur des litanies des saints & saintes qui ont exercé la médecine.*

L'exactitude & la vérité sont deux qualités essentielles à tout historien. Il ne doit rien avancer au hazard. Si M. Portal eût examiné, avant que d'écrire cette phrase, *son article est plus long que celui de tous les autres*, il se seroit bien gardé de la mettre ; il est vrai que l'article de Du Val contient trois pages *in-quarto ;* mais celui du célèbre Ramus en remplit autant ; ce sont les pages 50, 51, 52 : celui de Pierre

Séguin le même nombre ; ce ſont les pages 76, 77, 78, 79 ; auſſi bien que celui de Martin Akakia, pages 96, 97, 98. Ceci bien démontré, que devient le ſarcaſme lancé contre Du Val ?

Ibid. M. Portal annonce un ouvrage qui, dit-il, a plus de rapport à ſon objet. Je vais copier ſes propres termes, ils méritent attention ; & Du Val qui écrivoit en 1644, & qui eſt mort en 1646, relevera lui-même les mépriſes de l'hiſtorien de l'anatomie.

» *Synopſis analytica doctrinæ peripateticæ.* Pariſ. » 1619, 1639, en quatre volumes *in-folio.* Il y a » onze traités qui ne ſont point dans les autres édi- » tions. Duval en avoit composé un douzième ſous » le titre *Auctuarium ad ſynopſin notas exponens ſe- » lectiores ;* mais Duval nous apprend qu'il fut omis » par la négligence des libraires ».

» Duval dédia à Louis xiij la première édition de » cet ouvrage, & la lui préſenta le 4 janvier 1619. » Ce roi lui donna en reconnoiſſance le titre de ſon » conſeiller & médecin ordinaire ».

Ecoutons ce que dit Du Val en parlant de lui, *pag. 57. Il a mis en lumiere pluſieurs Compoſitions .... mais principalement vn laborieux & abbregé Commentaire Général, comme vne veüe Vniverſelle dés œuures & de toute la Philoſophie d'Ariſtote, qui porte ce tiltre,* Synopſis Analytica Doctrinæ Peripateticæ, ſeu Operum omnium Ariſtotelis ; *où il a reformé curieuſement l'ordre dés 14 Liures de la Métaphyſique ; a corrigé lés fautes du Texte Grec en diuers endroits ; a fait dés Notes & Obſeruations d'importance, en pluſieurs rencontres. Ce Grand Ariſtote de* Du Val *a eſté imprimé depuis l'An 1618 par trois fois, &* Du Val *preſenta la premiere Edition au Roy* Louys xiij *le 4 Ianuier 1619, qui la receut tres gracieuſement, honorant ledit* Du Val *d'Audience d'vne petite Harangue, & le gratifiant aprés d'vne Pension, & du tiltre de Conseiller Medecin Ordinaire de sa Majesté.... La derniere Edition est en quatre Grands Volumes in-folio, enrichie de douze Pieces, & Traittez nouuellement adioustez par ledit* Du Val, *& imprimez l'An 1639; mais la douziesme & derniere Piece, qui est la plus trauaillée, & est intitulée,* ἐπίμετρον, sive Auctuarium ad Synopsim, notas exponens selectiores, *est obmise par la negligence dés Imprimeurs & Libraires, qui ne laissent de bien vendre tout ce beau & grand Ouurage.*

Un critique savant ne devoit pas prendre ainsi le change. Il est incompréhensible comment M. Portal a pu se tromper aussi grossièrement, & ne pas voir que Du Val parle d'un travail sur Aristote, dont il donna une édition d'abord en 1618 ou 1619, *in-folio;* édition à laquelle il ajouta son abrégé de la philosophie péripatéticienne, (*synopsis analytica:*) il contient cent quatre-vingt-quatre pages à la fin du premier volume, & cent trente-une à la fin du deuxième. Il est singulier qu'il n'ait pas senti que c'est l'*Aristote* grec & latin qui fut présenté à Louis xiij, & non pas son *synopsis* séparé; & que ces quatre grands volumes *in-folio*, imprimés en 1639, ne sont autre chose que les œuvres d'Aristote, sur lequel il avoit travaillé avec ardeur. Je ne reviens point de mon étonnement, quand je pense à ce *qui-pro-quo* ou ce contre-sens, en faisant en françois l'extrait d'un livre françois. C'est bien le cas de dire avec Horace:

— *Aliquando bonus dormitat Homerus.*

Pag. 309. » Knoblochius (Tobie), médecin, qui » étudia à Boulogne sous Basianus Landi, prit son » doctorat en 1556. Il parcourut la même année les » principales universités de l'Italie. Quelque temps » après être revenu en Allemagne sa patrie, il fut

» fait professeur à l'académie de Wittemberg ; & c'est » là qu'il composa ses écrits ». *Hist. de l'anat.*

Il y a plus d'une observation à faire sur ce court article.

1°. Le nom véritable, & sans être latinisé, de ce médecin, est *Knobloch ;* c'est ainsi qu'il signoit ses épîtres dédicatoires.

2°. M. Portal n'indique point sa patrie (*f*), bien que Knobloch n'y ait pas manqué, & que Douglass même, Gœlicke & Manget n'aient pas cru devoir la

---

(*f*) C'est une omission qui se répète souvent dans l'histoire de l'anatomie ; mais lors même qu'on croit l'indiquer, on donne un lieu pour un autre, ou bien l'on traduit mal le nom latin de la ville : on ne trouve guère plus d'exactitude sur la date de la naissance des auteurs, ni sur celle de leur mort ; on n'y fixe pas exactement non plus le temps où ils ont fleuri : les faits n'y sont pas présentés sous leurs véritables époques, ni les qualités des écrivains fidèlement marquées. Je rassemblerai ici quelques preuves de ces méprises.

1°. *Jean Langius*, dit M. Portal, t. j, p. 309, *fit son légataire universel son fils George Werth.* Pourquoi ce dernier ne s'appelle-t'il pas *Langius*, comme son pere ? Il y a apparence que ceci est une erreur. Je lis en effet dans Mercklin & dans Manget, *Langius hæredem constituit Georgium Wirth, cognatum suum.* Depuis quand *cognatus* signifie-t'il *fils ?*

2°. Tom. j, pag. 368. *M. Haller parle d'un certain Nicolas de Sabio, auteur d'un traité d'anatomie.* Cependant, suivant M. Haller même, il ne s'agit aucunement d'ouvrage anatomique, mais seulement de deux planches ; c'est un graveur que M. Portal transforme en anatomiste : *Nicolaus de Sabio iconum anatomicarum artifex*, MATTH. pag. 150. On ne doit point être surpris après cela que ce *livre* soit *extrêmement rare*, puisqu'il n'existe pas : M. Portal a raison de dire par conséquent, qu'*il manque dans les meilleures bibliothèques de Paris.* [J'ai déja parlé de ce SABIO, *pag. 75*].

3°. M. Portal n'a pas connu les époques de la naissance & de la mort de J. B. Cannanus, dont il a parlé *tom. ij*, *p. 25.* Je trouve qu'il mourut en 1578, à l'âge de soixante-trois ans, après s'être fait faire un tombeau de son vivant. Sa naissance

ſupprimer. Ces hiſtoriens ou bibliographes ne riſquoient pas de ſe tromper en copiant *Marcobrettanus Francus*, mots qu'on ne pouvoit rendre en françois

---

doit donc tomber à l'année 1515. Quant à ſon ouvrage que l'hiſtorien dit être d'*une rareté incroyable*, & que *M. Haller n'a pu ſe procurer, quelques recherches qu'il ait faites*; c'eſt la paraphraſe de ces mots de M. Haller, *ſtud. med.* pag. 293, *nunquàm à me viſa eſt.*

4°. L'article, deſtiné à Horace Augenius, p. 59, fourmille de fautes. On le nomme d'abord mal, *Eugenius*.... On préſente ces mots *de Monte ſancto* comme un titre. Ce médecin déſignoit tout ſimplement une petite ville de la Marche d'Ancone où il étoit né.... Son profond ſavoir en *théologie* eſt une chimère.... Il enſeigna à la vérité la logique, non à *Macerera*, mais à *Macerata*, ville de la Marche d'Ancone..... C'eſt contre toute vraiſemblance qu'il ait enſeigné la théologie, ou, comme le dit M. Portal, la *théologie de la médecine;* il falloit dire la théorie...... Je ne ſais où notre hiſtorien a pris qu'Augenius a profeſſé enſuite à Paris, lui qui n'y eſt jamais venu...... Comment peut-il dire encore qu'*il fut élu pour ſuccéder à Capivaccius que l'univerſité de Padoue venoit de perdre?* tandis que *pag.* 142 il dira que *Capivaccio enſeigna pendant trente-cinq ans;* & pag. 143, qu'*il mourut* en 1589. A ce compte Capivaccio devint profeſſeur l'an 1554; & Augenius ne fut pas élu avant 1574 ou 1575, quatorze ans avant la mort de Capivaccio. M. Portal dit d'ailleurs, *p.* 129, que Saxonia fut ſucceſſeur de Capivaccio; ce qui eſt vrai: il auroit été exact, s'il eût mis qu'Augenius ſuccéda à Bernardin Paternus. Il eſt cependant excuſable d'avoir fait ces fautes, puiſqu'elles ſont preſque toutes dans Manget qu'il a eſſayé de rendre en françois. En revanche, il ne s'eſt pas trompé en marquant l'année 1603 pour l'époque de la mort d'Augenius; mais il n'a pas indiqué celle de ſa naiſſance: ce fut vers 1527. Ainſi il véeut près de ſoixante & ſeize ans.

5°. Voici un fait qui, s'il étoit vrai, ſeroit bien miraculeux. Piccolhomini, né à Ferrare en 1556, (ſuivant M. Portal, *tom.* ij, *p.* 93) fit imprimer à Paris, la même année de ſa naiſſance, un commentaire ſur Galien, auquel il avoit travaillé ſans doute dans le ſein de ſa mère. Parmi les enfans

ſans s'arrêter au moins quelques momens; mais quand on eſt preſſé d'écrire, on n'a pas le temps de ſacrifier ainſi à l'exactitude des inſtans précieux, (j'ai preſque

---

célèbres, il n'y en a point qui ait fait de ſemblables choſes. M. Portal cependant n'a pas imaginé ni mis ceci de lui-même; Manget & M. Eloy l'avoient dit avant lui; & il a eu le malheur de copier l'un ou l'autre. Mais s'il avoit conſulté Douglaſs, *pag.* 153, il auroit marqué pour époque de la naiſſance de Piccolhomini l'an 1526, que je trouve de même ailleurs.

6°. *Taurellus* (*Nicolas*) dit M. Portal, *tom. ij, pag.* 101, *de Montpergart, village du pays de Wittemberg*, &c..... C'eſt ainſi qu'on traduit, mais peu heureuſement, ces mots de Manget..... *Mompelgarti, oppido ditionis Wurtenberg;* on ne devineroit pas aiſément qu'il faut *Montbelliard, ville appartenante au Duc de Wittemberg;* mais non pas *village* du pays de Wittemberg.

7°. *Saxonia*, (dit notre hiſtorien, *pag.* 129) *eut une place de profeſſeur à Boulogne; il y avoit une chaire vacante par la mort de Capivaccio.* La mépriſe n'eſt pas petite, car Capivaccio enſeignoit & mourut à Padoue, comme M. Portal l'a bien dit ailleurs. *A peine Saxonia avoit-il atteint l'âge de vingt-cinq ans*, (c'eſt-à-dire en 1576, étant né en 1551) ajoute M. Portal, *qu'il fut profeſſeur de logique.* Comment donc peut-il ſe faire que l'empereur Maximilien II ait fait venir, pour le traiter malade, en 1573, un logicien de profeſſion, âgé de vingt-deux ans, tandis qu'il mandoit Mercurialis, dont le ſavoir & l'habileté étoient déja connus?

8°. *Pag.* 263. Fabrice, de Hildan, ... *exerça la médecine à Paterniac.* Ce dernier mot eſt la mauvaiſe traduction de *Paterniacum*, qui doit ſe rendre par *Payerne*, ville de Suiſſe.

9°. *Riolan* (le fils) *naquit en* 1577 ..... *& mourut le* 19 *février*, 1657 *âgé de* 77 *ans.* Hiſt. de l'anat. t. ij, *pag.* 279. Il me ſemble que M. Portal fait une faute d'arithmétique, & qu'au lieu de 77 ans, il faudroit 80.

10°. *Pag.* 307. eſt nommé *Adam Luchtenius*, dont M. Portal ne nous apprend rien. Il étoit de Hoxter ou des environs (*Huxarienſis;*) cette ville eſt dans la Weſtphalie, ſur le Weſer; il y enſeignoit la médecine avant 1609, & alla en 1612 en exercer la pratique à Halberſtad. Quant *aux autres ouvrages annoncés par Manget*, doit-on nommer ainſi prodit des instans d'or). Il y a apparence que par le premier mot, Knobloch a voulu désigner en même temps & le nom de la ville qui lui a donné naissance, *Bret-*

---

prement de simples observations insérées dans les *Act. Hafniæ ?*

11°. Pag. 311. *Joachin Tanckius ;* son histoire se borne à ces deux mots. Pour moi je trouve que Tancke étoit de Perleberg ou des environs (*Perlebergensis*), ville de la Marche de Priegnitz, dans l'électorat de Brandebourg ; qu'il mérita la couronne de poëte [*poëta laureatus*] ; qu'en 1599 il fut reçu docteur en médecine à Leipsic, où il enseigna publiquement la médecine & la chirurgie ; qu'il mourut le 17 novembre 1609, âgé de 52 ans.

12°. M. Portal n'est pas plus instructif sur JACQUES WEREMBERG, *pag.* 312. Je remarque qu'il étoit de Hambourg ou des environs (*Hamburgensis*) ; qu'il fut docteur de Wittemberg, où les *X disputat.* annoncées par notre historien, ont été défendues sous sa présidence par dix candidats, non pas la même année, mais en 1608 & en 1609.

13°. *Pag.* 317. Puisque l'historien de l'anatomie n'a rien découvert sur *Denys Daza Chacon*, je lui apprendrai que Dom Antonio, *bibl. hispan.* en parle ainsi : Il étoit de Valladolid, & chirurgien (*chirurgiæ artis magister*) ; ceux de sa profession & les médecins ont loué sa piété, sa science, sa dextérité, son expérience. Il dit aussi que son ouvrage fut imprimé à Valladolid, *in-fol.* en 1605 ; mais M. Portal met 1609, d'après M. Haller qui ne l'a pas vu.

14°. Je ferai un peu mieux connoître *Rodolphe Goclenius* qu'il ne l'est dans l'histoire de M. Portal, *pag.* 338 & 339. Je vois *in consp. hist. med. chronol. pag.* 488, qu'il naquit à Wittemberg en 1572, qu'il obtint le grade de docteur à Marpourg le 19 Mai 1601, qu'il fut professeur de physique en 1608, & de mathématique en 1612, qu'il termina sa carrière le 2 Mars 1621.

15°. M. Portal, *pag.* 355, fait naître *Henningius Arnisæus* à Halberstad ; un historien allemand m'apprend que ce fut à Sclansted proche Halberstad, dans le cercle de la basse Saxe. Le même M. Portal ne fait pas attention que, s'il est faux que ce médecin ait professé à Iene (& *non* Hiene), il doit l'être, & l'est réellement, qu'en partant pour Copenhague il ait laissé sa bibliothèque à l'académie d'Iene. Il est plus naturel de croire

ten, & sa position, qui est sur les frontières du Wittemberg : c'est de Bretten qu'étoit le fameux Mélanchthon ; je n'en vois point d'autre au moins, en Allemagne, qui porte ce même nom. Pour *Francus*, qui plus naturellement devroit signifier *de Franconie*, il est peut-être mis ici simplement pour *Germanus* ; mais ne pourroit-on pas soupçonner aussi que Knobloch l'ajoutoit pour faire entendre qu'il étoit comme naturalisé en Franconie par le long séjour qu'il y avoit fait, & par les libéralités qu'il avoit reçues des princes & des villes de cette contrée ? Au reste ma conjecture tombera d'elle-même, si je découvre en Franconie une ville appelée Bretten.

3°. Je ne saurois croire que Knobloch ait étudié à Bologne : car outre le silence qu'il garde sur ce fait, il semble encore détruit par la peinture qu'il trace de l'état d'indigence où il vécut dans sa jeunesse. C'est

---

qu'il fit ce don à l'université d'Helmstad qu'il quittoit, & d'où il ne sortoit pour se rendre auprès de Christiern IV, qu'à condition de pouvoir y revenir, si le climat du nord ne convenoit pas à sa santé. Il resta à Copenhague, où il mourut en 1636.

16°. *Il est difficile de déterminer*, dit M. Portal, *pag.* 357, *en quel temps florissoit Galeotus Martius.* J'en conviens, quand on ne consulte que l'inexact & très inexact Wolfang Justus. Mais si l'on avoit eu recours aux historiens d'Italie, on sauroit que Galeotti Martio enseigna à Bologne dans le quinzième siècle, c'est-à-dire depuis 1462 jusqu'en 1477, & qu'il mourut en 1478.

Un historien ne doit donc pas être *vir unius aut trium librorum*. Ses lectures ne doivent presque pas avoir de bornes ; mais il faut qu'elles soient réfléchies & faites la plume à la main. C'est ainsi qu'il s'instruit long-temps lui-même, afin d'être un jour en état d'instruire les autres. Si au contraire il écrit avant que d'avoir lu, & avant que d'avoir amassé des matériaux dans les sources, il commet des milliers de fautes ; car, comme dit Galien, Σφάλματος αἰτία πρώτη καὶ μάλιστά ἐστιν ἡ ἄγνοια, *tom. iij*, *pag.* 381, *lin.* 34.

ainsi qu'il en parle (en s'adressant aux magistrats de Rothenbourg sur le Tauber, ville impériale en Franconie) dans la dédicace qu'il a mise à la tête de son commentaire sur les aphorismes d'Hippocrate, lequel ne fut cependant imprimé que quelques années après sa mort, en 1641. *Majores vestri* (dit Knobloch) *me in juventute abundè affecerunt, ubi antè multos annos me pauperem scholasticum* per integrum annum & *ultrà in vestra civitate panem ostiatim mendicando colligere concesserunt, tandemque in numerum alumnorum tanquam extraneum*, ultrà quatuor annos *recipere, victuque benignissimè sustentare non dedignati, & sic promotores meorum studiorum maximi fuerunt; verùm etiam vos N. A. P. viri antè annum, durantibus turbis & fluctibus bellicis, me quoque, cùm fugâ mihi, unà cum uxore & liberis cœterisque sanguine junctis consulere necessum habuerim, humanissimè excepistis, omnisque generis beneficia exhibuistis, quæ certè satis prædicare non possum.*

4°. Knobloch demeura, comme on voit, cinq ans, & plus, à Rhotenbourg; il alla ensuite à Wittemberg. C'est en cette ville qu'il connut Sennert, qui y étudioit aussi la médecine, vers l'an 1598 ou 1599. Ce dernier quitta Wittemberg pour visiter les universités de Leipsic, d'Iène, de Francfort; il se rendit même à Berlin, où il forma la résolution d'aller prendre à Bâle le degré de docteur; mais une lettre que lui écrivit Knobloch, qui étoit resté à Wittemberg, le détermina à revenir en cette ville. Ils se présenterent ensemble, & furent admis tous deux au doctorat au mois de septembre 1601. Il paroît que Knobloch, gradué ne demeura pas long-temps à Wittemberg, & que dès l'an 1602 il étoit à Iglaw, en Moravie, où il pratiqua environ trois ans la médecine. [*Tobias Knoblochius Iglaviæ, in Moravia, aliquot annis medicinam*

dicinam fecit. SENNERT. de arthrit. *c. 2, p. 478, col. j, tom. iij, edit. Lugd. 1650, in-fol.*] Il étoit de retour à Wittemberg en 1605.

5°. Je ne trouve nulle part que Knobloch ait été à Bologne nommément, ni en Italie: le mot *Iglaviæ* n'auroit-il pas été pris pour *Italiæ?* Cependant si l'on me produit quelque autorité, je ne refuserai pas de croire que ce médecin a voyagé dans cette contrée: mais on ne me prouvera certainement pas qu'il a étudié sous Basianus Landi, qui mourut le 31 octobre 1562, dit M. Portal lui-même, *tom. j, p. 392.* Car dans la supposition où Knobloch auroit eu cinq ans plus que Sennert né en 1572, sa naissance tomberoit seulement à l'an 1567, c'est-à-dire cinq ans après la mort de Basianus Landi. Mais si l'on fait attention à ces paroles de M. Portal: *Knobloch prit son doctorat* en 1556, *& il parcourut la même année les principales universités d'Italie;* on sera tenté d'assurer que ma conjecture est juste, & qu'on a fait signifier *Italie* au mot *Iglaviæ.* M. Portal, en plaçant en 1556 le doctorat de Knobloch, quand on ne lui supposeroit que vingt-six ans à cette époque, le feroit vivre plus de cent ans; car je vois qu'il existoit encore en 1631.

6°. J'ai dit plus haut, d'après Knobloch lui-même, qu'en 1605 il étoit de retour à Wittemberg; mais il ne se qualifie point de professeur en cette ville. Je conviens cependant que c'est là qu'il a composé, non pas ses écrits, mais seulement ses *disputationes*, pour obliger quelques étudians qu'il instruisoit peut-être *intra privatos parietes.* Malgré les instances qu'ils lui firent alors de les donner à imprimer, il eut, pour ne pas répondre à leurs désirs, certaines raisons qu'il n'explique point. Comme elles n'existoient plus sans doute, lorsqu'il eut été appelé à Anspach avec le titre de médecin ordinaire, (*Onolsbacensium physicus ordinarius*) il se détermina à leur laisser voir le jour: ce fut vers 1607 ou 1608.

7°. Le titre de l'ouvrage de Knobloch, tel qu'il se trouve annoncé dans l'histoire de l'anatomie, paroît avoir été copié dans Douglass, lequel n'a pas pris garde que ces mots, *recèns editæ & plurimis in locis locupletatæ*, ne conviennent point à la première édition, mais aux suivantes. Quelle exactitude minutieuse, dira-t'on! J'en conviendrai, mais on l'exige d'un bibliographe. Douglass est encore fautif d'avoir mis *physiologicæ*, au lieu de *psychologicæ*. M. Portal, qui a pour cet historien de l'anatomie plus de confiance qu'il n'en mérite, n'a pu rectifier ces deux méprises, n'ayant pas d'abord sous les yeux le livre de Knobloch; & quand il l'a eu depuis, il ne s'en est pas apperçu. On se doute bien, après cela, que la notice qui suit cette annonce n'est pas de notre moderne bibliographe; il le reconnoît en ces termes: *c'est d'après M. Gœlicke que je l'ai analysé.* Comprend-on bien ce que c'est que d'analyser un livre d'après quelqu'un? C'est une tournure néologique, pour dire qu'on a copié ou traduit.

Pag. 318, on lit: » Gello (Jean-Baptiste de) de » Florence, & de l'académie de cette ville, mourut » en 1568 ».

» *De naturæ humanæ fabricâ, dialogi decem.* Am» bergæ, 1609, *in*-12 ».

» Cet ouvrage avoit été autrefois publié à Florence » en italien: Wolphœus le mit en latin, & y ajouta » quelques remarques ».

On a pris ceci dans Douglass, *p. 198*, sans le citer. Si cet article est défectueux, il n'en faut pas accuser M. Portal, qui (*t. iv, p. 405*) regarde l'essai historique du docteur anglois comme *le tableau le plus fidèle & la plus succinct de l'anatomie ancienne ; . . . .* comme *un des meilleurs modèles qu'on puisse suivre pour donner l'histoire d'une science ;* & qui ajoute, *j'avoue que je m'en suis beaucoup servi.* Je répondrai à M. Portal que c'est tant pis, & qu'il pouvoit faire un meilleur choix. M. Haller connoit bien mieux le peu de mérite du croquis de Douglass, puisqu'il en parle ainsi, après en avoir annoncé le titre, (*pag. 545, lig. 12, stud. med.*) *Magni viri hæc minima pars laudium fuit.* Il y a long-temps que je me suis assuré que ce *specimen bibliograph. anat.* est plein de fautes; j'ai même eu occasion d'en relever quelques-unes il y a deux ans.

Quoi qu'il en soit, il ne faut point, *de Gello*; mais *Gelli.* Cet académicien de Florence étoit chaussetier de son métier; ce qui ne l'a pas empêché de cultiver les belles lettres avec gloire; il ne fut donc ni médecin, ni chirurgien, ni anatomiste. Sa mort n'arriva point en 1568, mais le 4 juillet 1563, à l'âge de soixante-cinq ans, comme on le voit dans les *notizie letterarie ed istoriche dei fiorent. academ.* pag. 52.

Le titre de l'ouvrage en italien est, *La Circe di Giovan-Batista Gelli accademico fiorentino.* In Firenze, *appresso Lorenzo Torrentino*, MDXLIX, *in-octavo . . . . ibid.* 1550, *in-octavo*; . . . . & sans nom de lieu, 1619, *in-octavo.*

Il a été traduit sous ce titre: *La Circé de Gio. Bapt. Gello, academic florentin, mise en françois par le sieur Du Parc, Champenois.* Lyon, Rouille, 1550, *in-oct. . . . ibid.* 1569, in-seize. . . . . Paris, Ruelle, 1572, in-seize.

Quant à la traduction latine indiquée par Douglass, par Manget, &c. . . . . le titre ne répond pas d'abord à l'idée qu'on doit avoir de l'ouvrage; il induit en erreur; il a trompé en effet Douglass &

Manget, qui ont cru qu'il annonçoit un traité d'anatomie. Mais ils ne l'ont sûrement pas lu; s'ils l'eussent fait, ils auroient vu, comme moi, que ces dialogues n'appartiennent ni à l'anatomie, ni à la chirurgie, ni à la physiologie. Bien qu'on y trouve un peu de physique, ils doivent être placés parmi les romans moraux. Les interlocuteurs sont d'abord Circé & Ulisse: celui-ci voudroit emmener avec lui les Grecs qu'elle a transformés en bêtes, & prie la déesse de leur rendre la figure humaine. Circé le veut bien, mais elle déclare à Ulisse qu'elle n'accordera cette grace qu'à ceux qui la désireront, & qui y donneront leur consentement. Elle leur rend seulement l'usage momentanée de la parole, afin qu'Ulisse puisse sonder & apprendre leurs dispositions. Dans le premier dialogue, le héros grec parle d'abord à une huitre, puis à une taupe, qui refusent de subir une seconde métamorphose: dans le deuxième, il s'entretient avec une couleuvre, qui, sous la forme humaine, avoit été médecin; on se doute bien que la conversation doit tomber sur la médecine, à laquelle l'ex-médecin n'est pas favorable. Dans tous les entretiens, Ulisse tâche de prouver à ces animaux, par différentes raisons, qu'il vaut mieux être homme que brute; mais eux, par d'autres argumens pris de leur manière de vivre, de leur liberté, de leur tranquillité, de leur stupidité même, de leurs voluptés, combattent ceux d'Ulisse, qui ne réussit point à leur persuader de changer d'état. L'onzième animal qu'il interroge est un éléphant qui a été philosophe; celui-ci déclare d'abord qu'à la manière des philosophes, il écoutera volontiers les raisons par lesquelles il essaiera de lui prouver que c'est un plus grand bien d'être homme que bête; & que s'il lui démontre la supériorité de celui-là sur celle-ci, il consentira de redevenir homme. Ulisse alors développe ses moyens & ses preuves ; l'éléphant philosophe les goûte, les trouve bonnes, est convaincu, & reprend son ancienne forme.

J'observerai enfin qu'au lieu de Wolphœus, il faut Wolphius, qui, en traduisant, paroît n'avoir fait aucune addition. Au reste cet ouvrage doit être retranché de la bibliographie anatomique & chirurgique.

S'il falloit relever tout ce qu'il y a de peu exact dans l'article d'HABICOT, *tom. ij*, *p. 340 & suiv.* je serois aussi long & peut-être plus que je ne l'ai été à l'égard de Taliacot. Il suffira donc de produire quelques exemples des erreurs où est tombé l'historien.

M. Portal parle d'une manière fort étendue de la *semaine anatomique*, qu'il appelle, *pag. 340*, *lig. pénultième*, un ouvrage excellent.

» Habicot (*Hist. de l'anat. pag. 345*) rapporte plu-
» sieurs observations qui prouvent que le trou ovale
» peut rester ouvert jusqu'à un âge fort avancé ».
Qu'on ouvre la semaine anatomique, & au lieu de plusieurs observations rapportées, on lira seulement, *pag. 116*, *édit. de 1660* : » Mais l'anastomose veineuse
» demeure encores longuement après le part : comme
» l'ayant trouvée plusieurs fois à des sujets de vingt-
» cinq à trente ans ».

Pag. 346, lign. 16. *On croiroit à l'entendre* (Habicot) *que le marteau est placé sur l'étrier.* L'anatomiste chirurgien n'a point laissé dans cette incertitude : voici comment il s'exprime, *pag. 145 de sa sem. anat.* » La
» teste du marteau respond sur l'enclume, laquelle a
» deux iambes, l'vne qui touche la partie inferieure
» dudit tynpan, & l'autre iambe qui respond & porte
» sur le sommet de l'estrier ».

Pag. 347, *lign. 3 & 4 de l'hist. de l'anat.* on lit :

» Il a bien diſtingué l'intercoſtale de la huitième paire ».
Comment Habicot pourroit-il avoir bien diſtingué l'intercoſtale de la huitième paire de nerfs, puiſqu'il n'en compte que ſept paires, *ſem. anat. p. 135 & 137?*

Ibid. lign. 15 & 17. » La membrane allantoïde (dit » M. Portal) .... ne paroît rien moins que douteuſe » à Nicolas Habicot ». Cependant l'hiſtorien, qui ſemble avoir lu la ſemaine anatomique, a dû y voir bien préciſément, *pag. 35, la membrane allantoïde qui ne ſe trouue à la femme.*

» Il a admis (dit encore M. Portal) des cotilé» dons dans la matrice » : oui, dans la matrice de la brebis, & non dans celle de la femme, répond d'avance Habicot, *ſem. anat.* pag. 35.

» Il a dit qu'il y avoit trois nymphes ». *Hiſt. de l'anat. pag. 347, lign. 29.* Je vais rapporter les paroles d'Habicot : » Les Nymphes ſont trois *ceruncules*, » ou petits boutons charneux, leſquels ſont ſcituez à » l'orifice du col de la matrice..... Aux vierges.... » tellement liées enſemble, au moyen d'un ligament » annullaire (vray Hymen), &c....... *ſem. anat. pag. 77.* Habicot, comme on voit, ſe trompe ici, & parle d'une partie pour une autre; ce que M. Portal, hiſtorien & profeſſeur de l'anatomie, auroit dû appercevoir & relever, ſans reprocher au chirurgien d'avoir avancé qu'*il y avoit trois nymphes.*

M. Portal a voulu, d'après le mémoire de M. Morand, donner l'hiſtoire d'une fameuſe querelle entre Habicot & Riolan. Il n'y a pas réuſſi, & l'ordre des pièces du procès y eſt confondu, au point que je n'ai vu perſonne pouvoir les placer exactement ſuivant le temps où elles ont paru. Je l'ai fait pour un ami qui m'en a prié; on ne ſera peut-être pas fâché de voir ici ce morceau bibliographique; je l'abrégerai le plus qu'il me ſera poſſible.

Je ne connois que douze pièces sur l'objet de cette contestation, dans laquelle le caustique Riolan paroît avoir eu principalement en vue d'écraser Habicot, contre lequel il lança des traits forgés par la jalousie, mais aiguisés par la médisance, & peut-être par la calomnie. Quoique la vérité, sur l'article contesté, fût de son côté, il ne l'a pas si bien défendue qu'il n'ait donné prise sur lui, & fourni à Habicot l'occasion de montrer qu'il étoit réellement très instruit de l'anatomie.

La *première* pièce du procès est l'*histoire véritable*, &c....... qui parut en 1613, & qui contient *quinze pages* d'impression *in-octavo*. Il semble qu'elle fut d'abord imprimée à Lyon; elle le fut ensuite à Paris; elle fut même traduite en flamand à Utrecht en 1614. C'est cette brochure que M. Portal, *tom. ij*, *p.* 349, qualifie d'*ouvrage de* TISSOT; mais celui-ci qui montroit les os du prétendu géant Theutobocus, avec un chirurgien nommé MAZURIER, (& non *Masuyer*) (*g*) reconnoissoit lui-même que ce livret avoit été composé par un père jésuite de Tournon.

La *seconde* intitulée *Gigantostéologie*, & composée par Habicot, fut répandue vers le mois de septembre ou d'octobre 1613, *in-octavo de soixante pages*.

La *troisième* sous le titre de *Gigantomachie*, est de

(*g*) M. Portal pourroit trouver étrange que je lise ce nom autrement qu'on ne le voit écrit dans la *gigantostéologie* d'Habicot, *pag.* 57, dans les écrits de Riolan lui-même, dans le *dictionn.* de Prosper Marchand, dans le *mémoire* de M. Morand, &c..... Si je change l'ancienne leçon, & si j'admets MAZURIER, c'est d'après Habicot, qui dans son *antigigantologie* l'écrit plusieurs fois ainsi; & notamment *pag.* 70 & 72, où il rapporte la teneur de deux lettres qu'il a reçues de ce chirurgien de Beaurepaire, qui, sachant mieux que personne la manière d'écrire son nom, a signé MAZURIER.

la main de Riolan. Elle se distribuoit dans le mois de décembre 1613, *in-octavo de quarante-six pages.* Je releverai ici une méprise de l'historien de l'anatomie, qu'on lit *article RIOLAN, tom. ij, pag. 304, alinéa troisième.* » Habicot répondit à l'ouvrage de » Riolan (*la Gigantomachie*) ». Et *pag. 305, lign. 9,* » Habicot répondit à l'étudiant en médecine, (*la » même Gigantomachie*) & sans ménagement ». Il est certain cependant, & très certain qu'Habicot ne répliqua point à la *Gigantomachie*, ni même à l'*imposture découverte ;* il le déclare lui-même très formellement dans sa *réponse au discours apologétique*, pag. 17. » Vous demandez (peut estre) pourquoy ie me suis » teu à l'encontre de ces pretendus escolliers mede- » cins . . . . . . et pourquoy i' escri ouuertement contre » vous . . . . . .

La *quatrième* n'a été connue ni de M. MORAND, ni de M. PORTAL : elle a pour titre *Monomachie ov Responce d'vn compagnon chirvrgien nouuelement arriué de Montpellier, aux calomnieuses inuectiues de la Gigantomachie de Riolan, Docteur la en* [en la] *faculté d'ignorance, contre l'honneur du College des Chirurgiens de Paris.* DIALOGISME (dont les interlocuteurs sont) *Le Compagnon Estranger, le Resident.* Cet écrit de *neuf pages in-octavo* ne porte point de date ; mais il est certain qu'il parut après le précédent, & au commencement de 1614. Dans sa gigantomachie, Riolan avoit fait une satire contre les chirurgiens qui y avoient été peu sensibles, puisque personne n'avoit répondu. Un des interlocuteurs de la *monomachie*, *pag. 2,* dit à l'autre : » Possible ruminerons nous quelque » responce à nostre mode, puisque de la fleur de » tant d'excellents chirurgiens que vous auez ici, » aucun n'en a daigné prendre la peine ». Il part de là pour tomber sur Riolan qu'il ne ménage point.

La *cinquième* est l'*Imposture découverte*, &c...... Paris, 1614, *in-octavo de quatre-vingt-trois pages*. Elle vit le jour dans le courant du mois de mars. Riolan en est l'auteur; ce qu'il paroît n'avoir pas été su de M. Portal, puisqu'il dit en parlant de ce morceau, *pag. 350*, *tom. ij*, que le sentiment qui y est soutenu demandoit *une plume* plus savante *& moins superstitieuse*. Cependant Riolan a laissé subsister des *lambeaux* de cette pièce dans sa *gigantologie*, dont M. Portal a parlé ainsi: » Riolan a tout pour lui, la raison, l'éloquence & l'érudition ». On voit que M. Portal est au moins en contradiction.

La *sixième* sous le titre de *Discours apologètique*, &c. est de 1615, *in-octavo de trente-huit pages*, & se répandit dans le public sur la fin de mars.

La *septième* intitulée *Responce à vn discovrs apologetic*, &c...... 1615, *in-octavo de trente-six pages*, fut composée par Habicot. Huit chirurgiens, qui avouent cette réponse, l'ont signée du 12 avril. L'auteur se défend contre les reproches qu'on lui a faits, & laisse de côté la question des géants, afin de tomber sur ses censeurs.

La *huitième* s'annonce par une estampe représentant Habicot à cheval: sur le feuillet suivant on lit: *Extrait des œuvres non encore imprimées de N. Habicot*, &c....... C'est la préface de la première édition de la *semaine anatomique*, (1610) à laquelle on a ajouté des apostilles marginales pour dépriser Habicot & son ouvrage. Cet écrit de *douze pages* est encore nommé un *ouvrage* par M. Portal, *tom. V*, *pag. 611*. Il est suivi d'une *turlupinade* sous le titre de *Jugement des ombres d'Héraclite & Démocrite*, sans date, *in-octavo de trente-une pages*. Ces deux pièces furent attribuées à Riolan; sans l'assurer, je puis observer qu'il y a plus de vraisemblance que d'en faire Habicot l'auteur, comme l'avance M. Portal, *tom. ij*, *pag. 351*, *lign. 21 & 22.* » Habicot...... répondit » en badinant (au *discours apologétique*) par une pe- » tite brochure qui a pour titre : *Jugement des ombres* ». Comment M. Portal ne s'est-il pas apperçu, par le titre seul qu'il a copié dans le mémoire de M. Morand, que cette pièce, bien loin d'être d'Habicot, étoit contre lui ? Notre historien, il est vrai, peut se disculper, en disant avoir averti, *tom. ij*, *pag. 351*, qu'il n'avoit pas vu ce morceau. Mais puisqu'il nous apprend dans son supplément, *tom. V*, *pag. 611*, qu'il se l'est procuré, il auroit dû reconnoître qu'il s'étoit d'abord mépris. Comme il ne l'a pas fait, un lecteur peu instruit de littérature médicale, en lisant ces deux endroits, restera au moins dans l'incertitude. On sera surpris encore qu'il appelle *ouvrage* un livret de *trente-une pages*.

La *neuvième* pièce a pour titre : *Correction fraternelle*, &c......... Dans ce libelle diffamatoire ou chronique scandaleuse, on fait mention du *Jugement des ombres* qui couroit alors ; ce qui prouve que la *correction* n'a paru qu'après. Ce fut certainement en 1615.

M. Portal, qui semble avoir lu la *correction fraternelle*, lui donne, en la qualifiant de plaisanterie (*tom. ij*, *pag. 353*) un nom qui ne lui convient point. Il n'y a rien de moins plaisant. Cependant quatre lignes plus bas, il reconnoît que cet *ouvrage* [de trente-une pages] *est rempli d'invectives ;* ce qui n'empêche peut-être pas, selon lui, qu'il n'y ait aussi des plaisanteries : j'y en ai cherché en la lisant, sans avoir pu y en découvrir.

M. Morand dans son mémoire, & M. Portal qui l'a copié, sont portés à croire que cette satire amère est une réplique à la *touche chirurgicale*, qui cependant ne courut dans le public qu'en 1618, c'est-à-dire près de trois ans depuis que la *correction* étoit tombée dans l'oubli & dans le mépris dont elle étoit digne.

La *dixième*, composée par Riolan, & dédiée à M. de Luynes, grand fauconnier de France, date de 1618. Elle est *in-octavo*, & a pour titre, *Gigantologie: Discours (h) sur la grandeur des géants*, &c.... de cent vingt-huit pages.

L'*onzième* est intitulée, *Touche chirurgicale*. M. DC. XVIII, (*in-8°. de 20 pag.*). Cet écrit contient deux satires contre Riolan, l'une en vers françois, & la seconde en vers latins. Elles ont été composées après que ce médecin eut mis au jour sa *gigantologie*. On en voit la preuve, 1°. dans cette stance de la *pag. 13*.

» Mais quelle verue lunatique
» Pousse ton esprit fantastique
» A mettre se liuret au vent:
» Veu que trois ans & dauentage,
» Tu chante se mesme ramage
» Sinon l'Epistre seulement » (*i*).

2°. Dans ces deux vers latins de la *pag. 19*, où l'on fait parler Riolan:

Dum natos quoque pernego gigantas,
Naturæque suas revello vires.

La *douzième* & dernière pièce de cette longue querelle est l'*antigigantologie*, &c.... Paris, 1618,

---

(*h*) Dans un autre exemplaire, au lieu de ces mots *Discours sur la grandeur*, on lit *Histoire de la grandeur*. A cela près, il n'y a aucun changement ni dans le titre, ni dans le reste de l'écrit: ce ne sont pas même deux éditions différentes.

(*i*) Ceci est fondé sur ce que Riolan a fait entrer en partie dans sa *gigantologie*, les deux morceaux qu'il avoit composés d'abord, savoir, la *gigantomachie*, & l'*imposture découverte*.

in-octavo de cent quatre-vingt-deux pages. Habicot adresse cet écrit à M. de Luynes, auquel Riolan avoit aussi présenté sa *gigantologie.* Son épître dédicatoire est datée du 18 Août 1618.

Il faut écouter l'historien de l'anatomie parler de cet écrit: » On est indigné (dit-il *pag.* 306) quand » on a fait la lecture d'un tel ouvrage, [la *giganto-* » *logie* de Riolan] de la réponse qu'en fait Habicot: » jamais on n'a pu mieux juger de la disproportion » de deux combattans que dans cette querelle ». Je puis me tromper, mais il semble que ce jugement ne se soutient plus le même, lorsqu'on lit *pag.* 353, *lign.* 19, » Habicot répondit dans le même ouvrage » (l'*antigigantologie*) sur le même ton [c'est-à-dire » d'après ce qui précède, *vivement & avec justesse*] » aux objections que son adversaire lui avoit fai- » tes ». Si cela est, il ne faut donc pas être tant *indi-gné.* Mais a-t'on jamais vu qu'un écrit seulement foible, ou mal fait, ou mal raisonné, ait inspiré de l'indignation? Ce sentiment, qui marque une révolte de l'ame contre quelque chose d'injuste ou d'odieux, ne peut s'élever qu'après la lecture d'un libelle diffamatoire, d'une satire obscène, d'une chronique scandaleuse, &c.......

M. Portal (*tom. ij, pag.* 446) parle de CORTESIUS, que je nommerai CORTESI avec les Italiens.

Vers 1583, Cortesi fut professeur de médecine & d'anatomie à Bologne: c'est le titre qu'il se donne lui-même; ce qui est un peu différent de ce que dit notre historien, qu'*il professa l'anatomie & la chirurgie*, sans parler de médecine. Il enseigna dans ce poste durant quinze ans, c'est-à-dire jusqu'en 1598; & en 1599 il se rendit à Messine, où il avoit été appelé, pour y occuper la première chaire, dont il paroît qu'il remplit avec assiduité, avec zèle, avec distinction, avec célébrité même, les fonctions jusqu'à sa mort.

Ce fut en 1622, dit Orlandi, que Cortesi fut nommé comte palatin; il en prend en effet le titre dans ses *miscellaneorum decades denæ*, imprimées à Messine en 1625, *in-folio.* (Cet ouvrage se trouve à la *biblioth. mazar.* Je l'indique, parce que M. Portal ne l'a point vu).

M. Portal, en copiant Manget qu'il traduit, adopte sa méprise & la confirme, lorsqu'il dit: *Ses compatriotes virent avec regret que Cortesius exerçoit ailleurs ses talens; ils l'appellèrent à Boulogne, & lui donnèrent une place de professeur dans leur fameuse université; il en remplit honorablement les fonctions jusqu'en 1634, qui fut la dernière année de sa vie.*

Le bon Manget n'a pas entendu Ghilini; & notre historien, en suivant Manget, suit un guide toujours infidèle, & qui conduit très certainement dans le chemin de l'erreur. Les petites broderies, que M. Portal ajoute de temps en temps à sa traduction, pour donner à ses phrases plus d'agrément, ou pour mieux lier à son gré celles qui lui paroissent décousues, ne cachent point le plagiat. Au lieu du texte françois qu'on vient de lire, je trouve dans l'historien italien ces paroles qui méritent attention; .... » Della celebrità della sua fama grandemente mossi » i dottori del collegio di filosofia, e medicina di Bo- » logna, li mandarono con lettere a Messina l'aggre- » gazione al loro numero; la qual grazia per la bas- » sezza de' suoi natali, e ancho perche un suo parente » del medesimo sangue andava chiedendo limosina, » in verun modo haverebbe mai potuto conseguire »: c'est-à-dire; *La haute réputation de Cortesi fit une impression vive sur l'esprit des docteurs en philosophie & en médecine de Bologne, lesquels lui écrivirent à Messine pour lui faire savoir qu'ils l'aggrégeoient à leur corps ; faveur que jamais il n'auroit pu obtenir, à cause de la bassesse de son extraction, & parce que d'ailleurs un de ses proches parens demandoit l'aumône.*

Ces paroles de Ghilini sont remarquables : elles nous donnent à entendre 1°. que Cortesi n'étoit pas d'abord membre du collège des médecins de Bologne, bien qu'il fût docteur en médecine, & qu'il ait enseigné *ex cathedrâ* dans cette ville durant quinze ans : 2°. que les lecteurs & professeurs publics en médecine & en anatomie sont un corps distinct de celui du collège ; en quoi il paroît ressembler au corps des lecteurs & professeurs du collège royal de France que le roi nomme, & non pas l'université, ni aucune des facultés.

Mais ces paroles de Ghilini ne nous apprennent point que *ses compatriotes ...... le rappelèrent* à Bologne, *& lui donnèrent une place de professeur*, comme le dit M. Portal d'après Manget, en ajoutant encore très gratuitement *qu'il en remplit ...... les fonctions jusqu'à sa mort.*

Je demande à l'historien de l'anatomie sur quelles preuves ce fait est avancé, & à quelle époque même il pourroit le placer ? Est-il vraisemblable qu'un homme, qui a enseigné pendant cinquante ans, quitte la première chaire de Messine qu'il occupe depuis un grand nombre d'années, pour aller en remplir une à Bologne qu'on ne nous dit point être plus distinguée ni plus honorable ? Est-il vraisemblable qu'un octogénaire quitte une place fatigante pour en prendre une aussi pénible, à l'âge où il devoit être émérite ?

Mais il ne suffit pas de contredire un fait rapporté par un savant historien, & de lui opposer ou des conjectures, ou des raiſonnemens, ou le ſilence d'un autre hiſtorien : il a droit d'exiger des preuves plus ſolides & plus convaincantes. Le titre du dernier ouvrage de Corteſi me fournira la première : il eſt énoncé ainſi : *Comitis J. B. Corteſii in patrio* OLIM *bononienſi archigymnaſio medicinæ & anatomes profeſſoris eximii ;* NUNC *in florentiſſima meſſanenſi academia triginta ſex abhinc annis praxim à prima ſede interpretantis* PRACTICÆ MEDICINÆ *pars prima ; pars ſecunda ; pars tertia.* Meſſanæ, 1635, *in-folio trois volumes.*

Le mot *olim* rappelle bien que Corteſi avoit profeſſé à Bologne ; mais le mot *nunc* prouve évidemment qu'il n'avoit pas quitté la chaire de Meſſine. Il y a plus encore ; on voit au commencement de chaque volume une dédicace particulière ſignée de notre médecin ; & des vers à ſa louange, ſuivant une coutume long-temps obſervée, qui aujourd'hui annonceroit trop de vanité. J'en rapporterai ſix dans leſquels on fait alluſion à ſa grande vieilleſſe, qui cauſe le dépit des Parques, & leur arrache des pleurs :

Quid lacrymis Parcæ crudelia lumina ſpargunt ?
Torpere ad vitæ ſtamina cultra *vident,*
Quæ modò præſenti languent medicamine tincta
Dædala CORTESII, *quod tulit arte manus.*
Concordes alio victum mox quærite, Parcæ :
Jam licet æternas vivere olympiades.

On ne parle pas de la ſorte d'un homme mort ; auſſi ne l'étoit-il pas, puiſque dans l'épître dédicatoire de la première partie, il dit à ſon Mécène, Dom Ferdinand Afan de Ribera & Henriquez, grand d'Eſpagne & vice-roi de Naples ; *vivificum ſidus animaſti* veteraſcentem penè ſepulchalem, *foviſti gelaſcentem ;* & que dans celle de la troiſième partie, il s'exprime en ces termes ; *quid enim* (*aient*) *addat immortalitas nominis*, *viro* ſedecim olympiadas *prætervecto?* [Ces ſeize olympiades ne ſont pas priſes ſuivant leur vraie révolution qui étoit de quatre années, car alors Corteſi diroit qu'il a ſoixante-quatre ans accomplis; ce qui ne marqueroit pas une vieilleſſe très avancée; il compte donc ces olympiades ſur le pied d'une révolution de cinq années, calcul peu exact; mais cette inexactitude eſt corrigée par ce qui précède & par ce qui ſuit]. Et plus bas en adreſſant la parole aux magiſtrats de Meſſine; *ſic eam probaveritis operam, ut hactenùs ſoliti eſtis, quam* à ſeptem annorum luſtris, *inſigni reipublicæ bono à me occupatam, indefeſsè laudaviſtis.* Il y a encore un avertiſſement au lecteur, dans lequel Corteſi demande qu'on lui pardonne les fautes d'impreſſion qui ſe ſont gliſſées dans ſon ouvrage, ayant été obligé de s'en rapporter à autrui pour la lecture des épreuves, à cauſe de l'affoibliſſement de ſa vue.

Je veux prévenir M. Portal, qui, en bon critique, pourroit m'objecter qu'il y a une contradiction manifeſte dans ce que je viens de rapporter; puiſque Corteſi, ayant dit dans ſa troiſième épître dédicatoire, qu'il enſeignoit à Meſſine depuis ſept luſtres, c'eſt-à-dire depuis trente-cinq ans, on lit trente-ſix dans le titre. Je réponds que cette contradiction n'eſt qu'apparente: elle s'évanouit ſi l'on fait attention que dans ſon épître il parloit dans le courant de l'année 1634, & que le titre n'ayant été compoſé qu'à la fin de l'impreſſion, il doit porter & porte réellement la date de 1635; ce qui donne à Corteſi trente-ſix ans de fonction enſeignante, à compter depuis l'année 1599.

Mais ſi Corteſi n'avoit pas encore fini ſa carrière en 1634, comme l'avance M. Portal, ni même en 1635, quel fut donc le terme de ſa vie? Orlandi va va nous l'apprendre; *Morì nel 1636 in Reggio di Calabria, mentre trovavasi alla cura d'un grand personnagio*. Il étoit, comme on voit, dans la quatre-vingt-deuxième année de son âge, ayant quatre-vingt-un ans accomplis. [*Nota :* Reggio, ville du royaume de Naples, est située sur le détroit ou phare de Messine (*faro di Messina*) au sud-est de Messine, de laquelle elle n'est eloignée que d'environ cinq lieues de mer.]

(Cortesi) *fut remplacé dans sa charge de professeur*, dit M. Portal, *par le célèbre Malpighi*. Je demande à notre historien comment Malpighi, né en 1628, aura pu dès 1636, c'est-à-dire à l'âge de huit ans, (& selon lui dès 1634, à l'âge de six ans) succéder à Cortesi ? Je ne dissimulerai cependant point qu'en parlant de Malpighi, M. Portal, *tom. iij, pag. 116*, dit expressément : *en 1663 Malpighi se transporta à Messine, où il remplit une chaire de premier professeur en médecine, à la place de Pierre Castel*. Il est clair qu'il est tombé dans cette contradiction, parce qu'en faisant l'article de Cortesi, il n'avoit pas encore connoissance de l'histoire de Malpighi.

Ceci me rappelle le mot d'un auteur grave : *In quâ igitur existimatione versaretur architectus qui, non priùs exaratâ ædificii ἰχνογραφία, ædes regias exstruere sibi proponeret ? Quæ fides huicce vel temerario haberetur homini, qui nec totum nec partes mente amplecteretur ?...... qui lapidum rudium aut malè incisorum stragem inconditè congereret ?...... Nonne opus tam ridiculè exstructum, quin & artifex, cunctis ludibrio forent æterno ?*

Pag. 491. M. Portal parle d'un Jacques Fabricius né en 1577 dans le duché de Meckelbourg, & mort en 1652 à soixante-quinze ans. Et *pag. 492*, en finissant son article, il lui attribue une thèse ou dissertation qui est bien plus récente, mais qui est d'un autre Jacques Fabricius né à Franckendal, ville d'Allemagne, dans les états de l'électeur palatin, proche du Rhin. L'historien ne s'est pas apperçu que le premier étant né en 1577, ne pouvoit écrire en 1699 sans avoir cent vingt-deux ans. Y auroit-il apparence qu'il fût parvenu jusqu'à cet âge? Quand bien même cela seroit, les lieux différens de la naissance de ces Jacques Fabricius annoncent assez deux hommes, & non un seul.

Pag. 491. *Severinus*, (*Marc-Aurèle*) *né à Carthagène en Tharse.* En quel lieu de la terre y a-t'il une province ou contrée nommée *Tharse*, dans laquelle soit située la ville de Carthagène? M. Portal a lu dans Manget ou ailleurs, *Severinus*, *Carthigena Tharsiensis*, ce qu'il a rendu par ces mots, *né à Carthagène en Tharse:* il faudra mettre dans l'errata, né à *Tarsia* dans la Calabre citérieure, située proche l'ancienne rivière *Crathis*, d'ou probablement cette petite ville a eu l'épithète de *Crathigena*, & non pas *Carthigena*, comme a écrit Manget.

Tome Troisième.

Page 61. » Hénault...... a écrit un ouvrage en » faveur de Pecquet qui a échappé aux meilleurs » bibliographes; M. Haller lui-même ne l'a point » connu: *Clypeus quo tela in PECQUETI cor...... infringuntur*, &c....

Il n'a pas échappé cependant à *Lipenius*, qui n'est pas, il est vrai, un excellent bibliographe: mais chose singulière, c'est que M. Haller l'annonce deux fois, 1°. *pag. 316*, 2°. *pag. 447*. Mercklin l'annonce aussi *pag. 379*, *col. j.* On le trouve également dans Manget. Les trois derniers bibliographes sont ceux dont M. Portal se sert continuellement. Quels sont donc ces *meilleurs* qu'il ne désigne point ? Notre historien ne veut certainement pas parler de GOTTL. STOLLIUS, de CH. GUILL. KERSTNER, de FRED. BOERNER; de MICH. DOERING, de J. NEANDER ; de J. H. SCHULZE, de JOS. GRIENWALD, de J. JAC. BAIER, de GEORG. MATTHIAS, &c. &c. car il ne les a connus ni comme bibliographes, ni comme biographes de la médecine.

Page 66. De la Courvée a composé un ouvrage qui a pour titre : *Paradoxa de generatione fœtûs*, &c. Il faut lire *Paradoxa de nutritione fœtûs in utero.*

M. Portal n'a point connu deux autres productions qui étoient de son objet.

1°. *Discours sur la sortie des dents aux petits enfans*. Varsovie, 1651.

2°. *Ostensum seu historia mirabilis trium ferramentorum notandæ longitudinis ex insanientis dorso & abdomine extractorum, qui ante menses decem ea voraverat*. 1648. *Paris.*

Il y a encore de lui un autre ouvrage, *Frequentis phlebotomiæ usus*, &c. 1647. Paris.

Page 112. *Welschius*, (*Geofroi*) *médecin allemand*, *qui a écrit un ouvrage sur la* médecine du barreau.

M. Portal a voulu dire la *jurisprudence de médecine*; d'ailleurs ce court article ne nous apprend rien de l'homme. Je vois que *Welsch* étoit de Leipsic ; qu'il naquit en 1618 le 12 Novembre ; qu'il fut maître-ès-arts en 1638 ; que pour s'instruire dans la médecine, il parcourut l'Italie, la France, l'Angleterre, la Hollande ; qu'il fut médecin dans l'armée de Torstenson, Général de Gustave Adolphe, roi de Suède ; qu'en 1644 il fut reçu docteur en médecine à Leipſic, où il fut enſuite nommé profeſſeur extraordinaire d'anatomie, puis ſucceſſivement profeſſeur de thérapeutique, doyen, &c...; & qu'il mourut le 5 ſeptembre 1690.

Page 255, ligne 28. M. Portal nomme un Joſeph del Papa, qui auroit dû avoir un article dans ſon ouvrage. Il étoit né à Empoli, petite ville d'Italie dans la Toſcane, l'an 1649; il fut diſciple de François Rédi; il enſeigna d'abord la logique à Piſe; il fut enſuite profeſſeur extraordinaire, puis ordinaire de médecine-pratique; & enfin premier médecin du grand duc. Il mourut en 1735. Ses ouvrages ſont écrits en italien.

Page 257. *Guillaume Croone, médecin anglois.* M. Portal, qui avoit promis de donner l'hiſtoire des auteurs, manque ſouvent à ſa parole. Croone méritoit cependant qu'on en parlât honorablement.

Guillaume Croune, *ou* Croone, *ou* Cron, naquit aux environs de Londres; il fut reçu maître-ès-arts à Cambridge en 1654; fut nommé profeſſeur de rhétorique au collége de Gresham en 1659; en 1662 il vint en France; en 1670 il fut choiſi par les chirurgiens de Londres pour démontrer l'anatomie des muſcles; en 1675 il fut reçu de la ſociété royale de Londres, où il mourut le 12 Octobre 1684. Il paroît qu'il avoit amaſſé du bien, ou qu'il étoit riche de lui-même, car il fonda des leçons de myologie à la ſociété royale, dans le collége des médecins, & dans la communauté des chirurgiens, &c.

Page 316. » Vaſſeur (Claude le) fut reçu doc- » teur régent en 1636, ſous le décanat de Philippe » Hardouin de S. Jacques ».

M. Portal ſe trompe. Ce fut bien ſous le décanat de Hardouin de S. Jacques que le Vaſſeur fit ſa licence, mais il ne fut point docteur cette année; la *series chronolog.* en fait foi; on lit page 33:

Pro doctor. M. Claudii le Vasseur, XII oct. 1639.	*Purgat-ne uterum*	*Mandragora? Rhabarbarum?*

ce fut sous le décanat de Simon Bazin.

Page 345. Autre erreur de la même espèce: quoique M. Portal eût devant les yeux la *series chronologica*, il dit que » Claude Tardy, natif de Langres, » (*il faut* du diocèse de Langres, *Lingonensis*) fut » reçu docteur en 1642, sous le décanat de Michel » de la Vigne ».

Cependant à la *page 37* de la *series*, sous l'année 1645, on lit:

Pro doctoratu M. CLAUDII TARDY, *xij decembr.*	*an*	*Confectionis chocolatæ The indici*	*Potus innoxius?*

ce fut donc sous le décanat de Jean Perreau.

Page 346. *Lamy, (Alain) natif de Caen*, &c. Il faut *Alain Amy*, & non pas *Lamy;* il fut docteur de Paris en 1655. Je ne crois point que cet Amy ait écrit; mais s'il l'a fait, les ouvrages que met sous son nom M. Portal, ne lui appartiennent point; ils ont pour auteur un *Guillaume Lamy*, aussi docteur de Paris, mais en 1672. Notre historien n'auroit pas confondu ces deux hommes, s'il n'avoit pas copié l'indigeste *bibliot. anatom.* de Tarin, *pag. 68.*

Pag. 350, lign. 16, on lit: » M. Falconet attribue cet ouvrage (*l'explication de l'ame sensitive*) » à *François Lamy* ».

Je défie qu'on me prouve que M. Falconet se soit ainsi trompé. On met sur son compte une faute qui est toute entière sur le compte de celui qui a fait la table du catalogue, car elle n'est pas de ce médecin ; il y a plus, c'eſt qu'au numéro 3202 indiqué, on a écrit *Lamy* ſans prénom, par oubli ſans doute. Il n'en eſt pas moins vrai que cet ouvrage eſt de Guillaume, & non de François, qui étoit un très pieux bénédictin qui n'a écrit ni ſur la médecine en général, ni ſur la transfuſion en particulier.

Pag. 383. » Claude Perrault, fut reçu docteur » régent en 1638, ſous le décanat de Simon Bazin ».

L'hiſtorien cite en note la *ſeries chronol.* Je l'ouvre & je trouve *pag.* 34, ſous l'année 1641,

Pro doctoratu CLAUD. PERRAULT, *xix dec.*	*An medico liceat*	*Ægrotantem deſerere ?* *Cum ægrotante de pretio paciſci ?*

ce fut comme on voit en 1641, ſous le décanat de Michel de la Vigne.

Pag. 424. Shirley (Thomas).

M. Portal a mis de ſuite le titre d'un ouvrage anglois dont ce médecin eſt auteur, ſans avertir que l'édition de Hambourg, qu'il annonce après celle de Londres, n'eſt point en anglois ; mais que c'eſt une traduction latine de ce traité, dans lequel on tâche d'expliquer la manière dont ſe forment les pierres dans le corps humain. Je ne dirai rien de plus de ce livre, afin de marquer en deux mots quel étoit ce Shirley, inconnu à l'hiſtorien.

Il eut pour père Thomas Shirley, écuyer ; & naquit à Weſtminſter en 1638 ; il vint en France faire ſes études de médecine, & après y avoir pris le grade de docteur, il alla pratiquer à Londres avec un ſuccès qui le rendit célèbre, & lui mérita la place d'archiatre du roi Charles ij.

Ibid. On voit encore un médecin nommé *Guillaume Sermon*, avec le titre ſuccint d'un ouvrage anglois. Notre hiſtorien ne dit pas un mot de ce qu'il contient ; il présume assez favorablement de tous ses lecteurs pour croire qu'ils doivent savoir l'anglois, & qu'il suffit de présenter le titre de celui-ci, pour être instruit que c'est un traité d'accouchement. Je n'ai point lu cet ouvrage ; mais je vois que *Guillaume Sermon* se qualifie lui-même de docteur en médecine, & de médecin ordinaire de Charles ij. Vood le peint en quatre mots, *impudent*, *vain*, *violent & emporté*. Il mourut en 1679.

Pag. 512 & 513. M. Portal dit peu de chose de la vie de Boirel ; elle est effectivement peu connue. J'ajouterai qu'il naquit vers l'an 1623 ou 1625, & qu'il exerçoit sa profession dès 1643. Je ne sais si (comme on le dit ici) *ce livre est fort rare ;* mais il y a long-temps que je l'ai dans ma bibliothèque, & que je l'ai lu, le crayon à la main. Je ne suis pas de l'avis de l'historien qui semble en faire peu de cas. Boirel n'a point tellement copié les écrivains qu'il cite, qu'il n'ait rien à lui. On voit au contraire qu'il étoit bon praticien, & qu'il parle d'après ses propres observations, en homme habile & sensé. Les fréquentes citations des auteurs peuvent en imposer à quiconque se contente de le feuilleter : en le lisant, on revient de sa prévention.

Boirel, dit l'historien de l'anatomie, *nous apprend qu'il a fait plusieurs fois des incisions sur la dure-mere, ce qu'il regarde comme extraordinaire.* Ce chirurgien pourroit-il regarder comme si extraordinaire, ce qu'il a plusieurs fois pratiqué ? J'ai bien peur que cette dialectique ne soit pas de lui. En effet je n'ai point vu dans son ouvrage qu'il parlât ainsi : s'il l'eut fait, ce seroit principalement dans le chapitre xxiij, *pag. 321*, lequel traite de la manière de procéder à la guérison de la dure-mère blessée. *Lorsque la mem-*

brane est blessée (dit-il *pag. 327*) *à l'endroit des sinus; il faut promptement ouvrir l'os*, *&* découvrir *la meninge*. Il avoit déja dit *pag. 47 : Je fus obligé de* découvrir *la dure mère, de dessus laquelle sortit beaucoup de pus qui fit cesser tous les accidens*. Mais *découvrir* n'est pas *inciser*. Il remarque ensuite qu'il croît, sur la membrane contuse, des fongus, qui sortent par le trou du trépan; que l'usage des tentes doit être rejeté comme corps étrangers, *pag. 337*. Il est vrai que *pag. 339*, il s'exprime ainsi: » Paré dit que si cette tu- » meur [*de la dure-mère enflée & sortie par le trou* » *du trépan*] ne se résout pas, & que si l'on soup- » çonne qu'il y ait de la boue au-dessous, on doit » faire ouverture à la dure-mère avec une lancette » ou bistouri . . . . . . & que par ce moyen on don- » nera issue à la sanie: il dit en avoir guéri quel- » ques-uns ». Mais si Boirel ne rejette pas cette méthode, il ne l'adopte pas non plus; il ne s'explique pas même sur ce point. Il fait mention de portions de cerveau sorties après la dilacération des méninges, aux *pages 193, 195, 197, 200, 293*. Il paroît que l'endroit, qui a fait prendre le change à l'historien, est celui-ci de la *pag. 200*, où le chirurgien d'Argentan parle en ces termes: » *J'en ay pensé plu-* » *sieurs autres dont il est sorty du cerveau, & qui ont* » *receu leur guérison: mais ces exemples sont bien rares* ». Et plus bas *p. 201*, » la dure mère peut mesme estre » blessée sans causer la mort ». Ce n'est pas là reconnoître avoir incisé la dure-mère.

Comme bibliographe, M. Portal, en examinant la date du privilége qui est juste, auroit dû s'appercevoir qu'au bas de ce privilége on lit, *achevé d'imprimer ce dix-huitième Mars audit an*, (c'est-à-dire 1677, date de l'enregistrement *sur le livre de la communauté des libraires*).

Au bas du frontiſpice de mon exemplaire eſt écrit à la main, (peut-être même de celle de Boirel lui-même) 1677; & un peu plus bas, *et ſe uendent ches lautheur.*

TOME QUATRIÈME.

Pag. 129, 130, 131. M. Portal confond deux hommes dont il ne fait qu'un : on pourroit même dire que ſous un ſeul individu ſont réunies trois perſonnes différentes.

1°. Jean Piochon DE LAUNAY, chirurgien de Paris.

2°. Ch. Denis DE LAUNAY, chirurgien d'armée.

3°....... de Launay; peut-être ſeulement bandagiſte; je ne me ſuis pas donné la peine de faire cette recherche.

M. Portal n'a point ſu que le premier de Launay mourut en 1701. C'eſt lui qui eſt auteur du livre intitulé : *Inſtructions néceſſaires pour ceux qui ſont incommodés de deſcentes......* Paris, 1690, *in-douze.*

Le ſecond de Launay eſt auteur du *Nouveau ſyſtême concernant la génération, les maladies vénériennes,* &c. Paris, 1698, *in-douze.* Cette édition eſt dédiée à M. Fagon. Il en a donné une ſeconde en 1726, qu'il a dédiée à M. Maréchal : ce que ne pouvoit faire le premier, à moins qu'il ne fût reſſuſcité.

M. Haller, dans lequel M. Portal a trouvé la matière première de ſon ouvrage, s'étoit tenu ſur ſes gardes, & n'avoit oſé dire que le premier & le ſecond de Launay fuſſent un ſeul & même homme. Le nouvel hiſtorien eſt un Alexandre en littérature médicinale; il ne s'amuſe pas à délier les nœuds gordiens, il les tranche net.

Je ne dirai rien du troiſième de Launay, inventeur d'un bandage élaſtique préſenté à l'académie de chirurgie vers 1741.

Pag. 145. Eſt-ce que M. Portal n'auroit trouvé aucun renſeignement ſur la vie du ſavant M. Burette, qu'il n'en dit rien ? Il ſe réſerve ſans doute d'en parler plus amplement dans l'hiſtoire de la médecine à laquelle il travaille, & qui (dit-il) ſera *faite ſur le même plan que celle que je publie aujourd'hui ; tom. V, pag. 706.*

Pag. 300, lignes pénultième & dernière. M. Aſtruc *n'eſt point le premier qui ait parlé des appendices cœcales, ni des vaiſſeaux vermiculaires* de la matrice. Notre hiſtorien, *tom. iij, pag. 277*, avoit déja reproché au ſavant & très-ſavant docteur de Paris, de n'avoir point cité Ruyſch ni Malpighi : ce qui donne à entendre que M. Aſtruc s'eſt montré comme ayant fait cette découverte.

Si ce profeſſeur célèbre, dont M. Portal a entendu peut-être les leçons, vivoit encore, il répondroit à cette imputation. Quoiqu'il n'ait pas prévu qu'un homme, qui enſeigneroit dans un lieu où ſa bouche éloquente s'eſt fait entendre pendant trente-cinq ans, dût l'accuſer un jour de s'être approprié une découverte qui appartenoit à d'autres, il n'a pas laiſſé de s'exprimer ſur cet objet de manière à éviter le reproche qu'on ſemble lui faire de plagiat. Qu'on ouvre ſon traité des maladies des femmes, & on verra qu'en parlant des appendices cœcales, il cite, *tom. j, pag. 34*, HIGHMORE ; *pag. 35*, WINSLOW, SPIGEL, MAURICEAU ; *pag. 36*, LITTRE ; *pag. 37*, MORGAGNI. Puis il ajoute......
» Enfin *ces taches rouges dont la tunique intérieure de*
» *la matrice eſt marquée, & d'où l'on exprime des gout-*
» *tes de ſang*, ſelon Morgagni, ne ſont autre choſe
» que les appendices veineuſes, que nous avons dé-
» crites, & *qui ont paru à ces anatomiſtes* plus ou

» moins grosses, plus ou moins longues, plus ou » moins ouvertes, plus ou moins rouges dans les » différens sujets qu'ils ont ouverts, & dans les dif- » férens états où ils les ont ouverts ». La critique de M. Portal ne tomberoit-elle que sur les mots *appendices cœcales*, dont M. Astruc s'est servi, sans avertir que d'autres les ont employés avant lui ? La faute ne seroit pas si grave, puisque ce professeur les voit décrites par six anatomistes. Cette observation de M. Portal faite deux fois, me surprend d'autant plus que dans la préface de son *histoire de l'anatomie*, *page viij*, il a dit : » Dans tous » mes jugemens, je ne me suis point érigé en » critique qui ne cherche que des défauts : ce per- » sonnage seroit odieux ; & de tels critiques, dit M. » *de* Senac, sont des espèces d'insectes qui s'attachent » aux fruits de l'esprit pour les flétrir ; leur venin » rejaillit enfin sur eux-mêmes ».

Le traité des accouchemens, que M. Portal appelle *un chef-d'œuvre d'érudition*, n'est pas à l'abri cependant d'une autre observation que voici : *Ce n'est pas d'après lui-même que parle ce grand professeur ; c'est d'après le témoignage des plus habiles accoucheurs.* Est-ce que M. Astruc a avancé qu'il parloit d'après sa propre expérience, & comme ayant pratiqué les accouchemens ?

Notre historien a bien de la peine à quitter M. Astruc ; il en parle encore ainsi à l'occasion de ses mémoires sur la faculté de médecine de Montpellier, *pag. 302 :* » En général Astruc est très court sur la » vie des professeurs ; il n'annonce le titre de leurs » ouvrages que très imparfaitement, & n'en donne » aucune notice. Il a fait une critique de Vieussens, » au lieu d'en faire l'éloge, ce qui prouve qu'il n'a » pas toujours été impartial ».

Ces remarques ſont peut-être juſtes (*k*) : mais M. Portal ignoreroit-il qu'elles lui conviennent en bien des points. N'a-t'il pas en effet été très court ſur la vie de bien des auteurs, ſur leſquels il y a des inſtructions amples ? N'a-t'il pas lui-même annoncé très imparfaitement les deux tiers des titres des ouvrages ? Combien de traités ne ſont ſuivis d'aucune notice ? mais combien auſſi où elles ſont fauſſes, pour ne rien dire de plus ? M. Portal enfin n'a-t'il pas fait une critique d'un anatomiſte célèbre, au lieu d'en faire l'éloge ? lui qui avoit dit *tom. j, pag. 277*, » un médecin vivant qui jouit » de la plus grande réputation, s'eſt arrogé cette dé» couverte : le reſpect que j'ai pour lui m'empêche » de le nommer ; il ſe reconnoîtra lui-même dans » cet ouvrage ». Ce reſpect, qui faiſoit tant d'honneur à l'hiſtorien, s'eſt éclipſé, lorſqu'il a compoſé ſon cinquième volume, *pag. 389*. C'eſt là qu'il imite M. Aſtruc, dont il blâme la conduite ; mais M. Aſtruc, en critiquant Vieuſſens, parle d'un homme mort, & M. Portal attaque un médecin vivant qui (de ſon aveu même) *jouit de la plus grande réputation ;* il nomme avec une affectation, bien marquée par une épigraphe en tête de l'article, un profeſſeur que deux ans auparavant il reſpectoit au point de ne vouloir pas le nommer :

Quantum mutatus ab illo !

Eſt-ce là être bien impartial ?

» M. Aſtruc eſt encore auteur de pluſieurs thèſes, » dit M. Portal, *pag. 302* ». Il indique entr'autres

---

(*k*) Je reçois dans le moment une lettre de Provence, dans laquelle on me mande que ces mémoires ſont très inexacts ; qu'il y a preſque autant de fautes que d'articles ; & qu'à Montpellier on les qualifie de *radotage*.

celle-ci, *An ex anatome ſubtiliori ars medica certior?* affirm. *Paris*, 1743, qui n'eſt pas de lui. Mais *pag.* 488 il dira qu'elle eſt de M. Winſlow, & il aura raiſon.

TOME CINQUIÈME.

Pag. 211, on lit : CLOZ. *De reſpiratione fœtus in Italia. Helmſtadt.* Ceci eſt ſuivi d'une notice qu'il faut ajouter ici. » L'auteur, ſuivant M. Haller, y » réfute un anatomiſte italien. Peut-être eſt-ce ce » Mazzini qui a écrit ſur la reſpiration & ſur la cir- » culation du ſang dans le fœtus ».

Ce titre ainſi énoncé ſemble indiquer qu'il s'agit de la manière dont reſpirent les fœtus en Italie ; comme ſi les fœtus de ce pays reſpiroient autrement que ceux des autres contrées. Il n'étoit pas difficile cependant de s'appercevoir que c'étoit une mépriſe de copiſte ; mais il n'étoit pas aiſé de la rectifier, parce que notre hiſtorien ſe contente de citer M. Haller, ſans indiquer la page du *ſtudium medicum* où il a pris ce titre ; & parce que le nom de l'auteur, CLOZ, étant abſolument défiguré, ne ſe trouve point dans la table, à laquelle j'ai eu recours en vain. Le hazard m'a ſervi plus que mes recherches, & m'a mis ſous les yeux l'erreur ſingulière qui ſe rencontre ici ; & en l'appercevant, j'ai eu peine à revenir de ma ſurpriſe. Auroit-on pu deviner en effet qu'au lieu de CLOZ, il fallût P. GERIKE, dont il eſt parlé dans le *ſtudium medicum* de M. Haller, *pag.* 353, *lin.* 17, en ces termes : » P. GERIKE in diſſ. » quâ *conjecturæ de reſpiratione fœtus in Italia propoſitæ* » *examinantur*, Helmſtad, 1740. Contra MAZZI- » NUM ». Ces deux derniers mots ont ſervi ſeuls de baſe à la notice de l'hiſtorien ; car M. Haller n'en a pas mis un de plus.

Je ſerois coupable, ſi je taiſois que M. Portal,

tom. iv, pag. 620, a annoncé cette dissertation sous le vrai nom de P. Gerike, & y a joint cette notice; *il s'élève contre le systême de Mazzini sur la génération.* Ce qui ne ressemble pas à ce qu'on dit *tome v*, *article* CLOZ.

Pag. 588, sous la date de 1523. » Columna (Ægi- » dius) romain, fut d'abord religieux augustin, de- » vint ensuite archevêque de Borgo di san sepolcro, » ville d'Italie, & finit par être cardinal ».

Cet Ægidius Columna est nommé par-tout archevêque de Bourges, & n'a point été cardinal. Il mourut en 1316, & fut enterré aux grands Augustins de Paris. Il étoit en grande considération auprès de Philippe le bel. J'ajouterai que Borgo di san sepolcro n'est point archevêché, mais évêché; & qu'on ne voit point le nom de Columna dans la liste des cardinaux.

Pag. 625. M. Portal, qui avoit fait un article, *tom. ij, pag. 506*, pour Bonnart, qu'il appelle barbier-chirurgien, titre qu'il se donne lui-même, le nomme ici chirurgien de Paris, en annonçant sa méthode de saigner, où pourtant l'auteur se qualifie de barbier-chirurgien. Je rapporterai ici le titre entier du livre qui en apprend plus que la notice de l'historien: *Méthode povr bien seigner, vtile à tous Chirurgiens, ov est amplement traicté de l'Artifice de bien pratiquer la seignee, Qui l'a inuentee, Son vtilité, En quelle maladie elle est necessaire, En quelle partie, De quelle Veine, Les accidents qui arriuent pour estre mal faicte, Auec les remedes aux accidents.* Par IEAN BONNART, Maistre Barbier Chirurgien à Paris, ... 1628, (8° *de 285 pages.*) On voit, dit M. Portal, que Bonnart *étoit fort superstitieux*; puis il met ces deux lignes accompagnées de guillemets, pour annoncer qu'elles sont fidèlement tirées du livre de Bonnart: » les corps

» céleſtes ſont à conſidérer par la ſaignée, tant en » la faiſant, qu'après qu'elle eſt faite, &c. ». Je n'excuſerai point le barbier-chirurgien d'avoir une fois donné priſe ſur lui ; mais cela ne ſuffit pas pour dire qu'il *étoit fort ſuperſtitieux*. Ce qui lui a mérité le reproche de M. Portal, ſe lit en marge de la méthode pour ſaigner (*p.* 265), & non dans le corps du livre : » Quand on ſeigne par precaution, faut prendre garde » aux choſes ſuperieures & inferieures : inferieure en » conſiderant la ſaiſon, le iour & l'heure. Superieure » en conſiderant les corps celeſtes, comme le Soleil, » la Lune, laquelle croiſſante faut tirer du ſang plus » hardiment ». Voilà toute la ſuperſtition renfermée dans l'ouvrage, qui inſtruiroit ſûrement un commençant. Il ne dit pas, comme on voit, qu'il faille avoir abſolument égard aux corps céleſtes quand on veut ſaigner, ainſi que l'avance M. Portal, mais ſeulement, *quand on ſaigne par précaution* ; ce qui eſt bien différent.

Au reſte, Devaux fait Bonnart auteur d'un traité d'oſtéologie, qui a échappé à notre hiſtorien. Il eſt annoncé dans l'*index funereus* ſous ce titre *de oſſium compage* ; mais probablement écrit en françois. Je ne le connois pas, je n'ai pas même cherché à le voir.

Pag. 638. JEAN MARLET. Dans quatre catalogues particuliers, qui ne ſe ſont certainement pas copiés, on lit MARTET. Comme je n'ai point vu par moi-même, je me contente de cette obſervation.

Pag. 639, il eſt parlé de *Siméon Provanchieres*, dont il a déja été fait mention, *tom. iij*, *pag.* 341, ſous le nom de *Simon de Provanchieres*, & ſous la date de 1667. A cette époque il y avoit long-temps que ce médecin, né à Langres, ne vivoit plus. M. Portal a été induit en erreur par la fauſſe date de ſes *anno-*

tations, indiquées par un copiſte inexact, comme ayant été imprimées en 1667, au lieu de 1579, quatre-vingt-huit ans plutôt.

La plume de Provanchieres s'eſt encore exercée ſur d'autres ſujets. Il a traduit en françois, dit la Croix du Maine, *le diſcours de* JEAN AILLEBOUST, médecin à Sens, *touchant le prodigieux enfant de ladite ville de Sens, lequel ſe trouva pétrifié*, &c.... 1582. C'eſt ce Jean Aillebouſt que Rouſſet, en écrivant en latin, nomme ALIBOSIUS, & que M. Portal appelle, *tom. v*, *pag. 601*, ALBOSIUS. Il écrit encore à la même page 601, *lithopæſium ..... putrefactum*, au lieu de *lithopædium petrefactum.* Ce n'eût pas été une grande merveille qu'un fœtus ſe putréfiât dans la matrice, lorſqu'il y eſt reſté bien des années au-delà du terme où il devoit en ſortir ; mais c'en eſt une qu'il ſe ſoit converti en pierre.

Pag. 643, M. Portal revient ſur Jean Michault, (dont on trouve un article, *tom. iij*, *pag. 620*) pour nous apprendre qu'il a encore publié *Le Barbier-Médecin, ou les fleurs d'Hippocrate, dans lequel la chirurgie a repris la queue du ſerpent.* Paris, 1672, in-12. L'hiſtorien bibliographe ajoute cette notice : » le titre » d'un tel livre fait aſſez comprendre ce qu'il peut » renfermer ». Avec la plus grande ſagacité, je ne crois pas cependant qu'on puiſſe juger par ce titre de ce que le livre renferme. Il n'apprend pas au moins que ſur une requête & exploit des 16 & 24 mai 1672, a été permis, par M. Achille de Harlay, procureur général, & garde de la ville, prévôté & vicomté de Paris, le ſiége vacant, de faire ſaiſir ce livre, imprimé par J. Guignard, ſans aucune approbation des docteurs de la faculté de médecine de Paris. Il n'apprend pas que par ſentence contradictoire du

3 août même année, a été ordonné que le livre sera vu & examiné par le doyen & six anciens docteurs de la faculté, & défenses à l'auteur & imprimeur de l'imprimer & débiter. Il n'apprend pas que cet examen signé du 22 octobre, porte qu'ils ont trouvé ce livre *en toutes ses parties contraire aux bonnes mœurs & aux anciennes maximes de la médecine, reçues de tout temps, & autorisées par les arrêts de la cour, plein de calomnies, impiétés & comparaisons insolentes, sans aucun respect du roi & des magistrats, fables & histoires impudiques, dans lequel il n'explique rien des matières proposées dans les titres des chapitres.* Il n'apprend pas enfin que par sentence prononcée le 8 novembre même année 1672, par M. de la Reynie, lieutenant de police, les exemplaires ont été déclarés bien saisis, & le livre supprimé; défenses faites à Michault de composer & exposer de pareils livres; ledit Michault condamné en cent livres d'amende, & interdit du conseil des chirurgiens, &c..... Michault peu content de cette sentence, en appela au parlement, où par un arrêt du 8 Juillet 1673, l'appellation fut mise au néant, condamné à aumôner quarante livres pour le pain des pauvres prisonniers de la conciergerie du palais, & aux dépens; mais la cour réduisit à deux ans l'interdiction d'aller à la communauté des chirurgiens.

Dans le premier article destiné à *Michault*, *t. iij*, *pag. 620*, M. Portal met sa naissance en 1632, & sa mort en 1624. On voit bien que ce peut être une faute de copiste ou d'impression; mais le lecteur ne sauroit d'abord la rectifier. J'avertis qu'il faut 1694: il avoit donc soixante-deux ans.

J'ai dit, *pag. 4*, *lign. 5 & 6* de ma lettre, qu'il y avoit dans cet ouvrage une omission de plus de cent cinquante auteurs d'anatomie ou de chirurgie ; je vais le prouver en partie, afin de n'avoir pas l'air d'un ſycophante ; mais je ne m'engage pas à mettre tous les noms qui manquent ; il ſuffira que j'en produiſe un bon nombre ; je les inſcris ſuivant l'ordre alphabétique ; l'auteur jugera plus aiſément ſi je me ſuis trompé. Cette nomenclature ſera bien sèche, & peu agréable par conſéquent ; ſi ce n'eſt peut être à M. PORTAL, parce qu'il eſt bibliographe.

ÆGIDIUS, *de pulſibus*, 1505, 1529, 8°.

ALEXANDRINUS, (JULIUS) *Paidotrophia*, 1559, 8°.

ALFERIUS aut DE ALPHERIO, (HYACINTHUS) *de renalium medullâ, & de præſervatione à calculis.*

AVIGNON, (ANTOINE D') la phlébotomie, 1518, 8°.

BALEY ou BAILEY, (WALTERUS) *de conſervatione viſûs.*

BAPT, (MICHAEL) *chirurgicus ſcriptor.*

BERGAMIUS, (CÆSAR) *de præcautione à calculis renum & à lapillis veſicæ.*

BERGENSIS, (GERARD.) *de curatione morbi articularis & calculi.*

CALDWALL ou CALDWELL, (RICHARD) trad. des tables chirurg. *de Horat. Morus*, en anglois.

CANAPE, (JEAN) trad. de l'anat. de Galien & autres.

CARDELINUS, (VICTOR) *de origine fœtûs*, lib. ij.

CARNIZER, (JOA. LAURENT.) trad. de Gui de Chauliac en eſpagnol, 1533, *fol.*

CARON, (CAROL. LE) *oratio in diſſectione corporis humani*, 1612, 8°.

CASSOLA, (SCIPIO) *an epithematum uſus antiquis cognitus?*

CORNACHINI, (MARCUS) filius THOMÆ, *de hominis generatione.*

COLUTIUS, (FR.) *de renum & veſicæ calculo*, 1624, 4°.

CRUCE, (ANTON. DE) lusitanus: *de chirurgia liber.*

FARGUE, (J. DE LA) composition du corps humain, & description de toutes ses parties; 1580, in-16.

FERRAND, (JEAN) *de nephr. & lithias.* 1562.

FEVRE, (FRANÇ. LE) trad. de la chir. d'Hippoc. &c. 1555, 1560.

FILLIOLI, (RAYMOND) *med. de Cahors*, plaies d'arquebuse, 1578, 8°.

FOGUEDA, (J. DE) *de pustulis.*

FRANCHIMONT A FRANCKENFELD, (NICOL.) *lithotomia medica*, 1683, 8°.

FRIDERICUS, (JOAN.) med. viennens. *de corporis humani humoribus.*

GALVANI (DOMIN.) *delle fontanele, &c.* .... Patav. 1520., 4°.

GODDARD, (JONATHAN) *Prælectiones habitæ in aulâ chirurgor.*

GROSSIUS, (THOM.) *lectiones de morbis capitis.*

GUILLEMIN, (JEAN) Introduction sur l'anatomique partie de la physiologie d'Hippocr. 1555, 8°.

HASSART, (PIERRE) chirurgie parfaite, 1568, 8°.

* HEFFTER, (JO. CAR. & non ICAR) *Museum disputator. &c.* 1763, 4°. 2 *vol.* Cet ouvrage contient les titres de 18498 thèses ou differt. méd.

HENRIQUEZ DE VILLACORTA, (FRANC.) *Opera chirurgica omnia*, 1673, 4°. Liber rarus.

HEYDENTRYCK OVERKAMP, *opera chirurgica*, en hollandois, puis traduit en allemand.

HIDALGO DE AGUERO, (BARTHOL.) *Tesoro de la verdadera chirurgia*, 1604, *fol.*

HORSTIUS, (JAC.) *comment. in lib. Hipp. de corde.*

IRETON, (JOHN) Englished SPAHER'S anatomy, *fol.*

JAMET, (NOEL PHILIB.) de la circulation des esprits animaux, 1684, *in-12.*

* KŒNERDING, (ADRIANUS) batavus *qui de gangrænâ & sphacelo belgicè scripsit.*

KETELAER, (VINCENT) *comment. de aphthis.*

KINNER'S, *Essay on the nerves*, 1739, 8°.

LERA (MATTHIAS DE) *Practica de fuentes*, 1657.

LOBERA DE AVILA, (LUDOV.) *libro de anatomia*, 1542, *fol.*

LOPEZ DE HINOIOSO (ALPHONS.) *suma y recopilacion di cirurgia*..... 1595, 4°.

LOPEZ DE CORELLA, (ALPHONS.) *de naturâ venæ*, 1573, 8°.

MALFI, (TIBERIO) *nuova prattica della decoratoria manuale*, &c. 1629, *fol.*

MARTEL, (FRANÇ.) *il étoit chirurg. d'*HENRI IV, discours sur la curation des arquebusades. [J'ai encore de lui deux petits traités de chirurgie].

MARTINIERE, (PIERRE-MARTIN DE LA) opuscules contre les circulateurs & transfuseurs du sang, 1668.

MEYER, (HERM. P.) *de puncturâ vesicæ in ischuriâ*, 1727.

MONTANA, (BERNARDIN.) *de la anatomia del hombre*, 1550, *fol.*

MUNOZ, (ALPHONS.) *instruccion de los barberos flebotomianos*, 1621, 8°.

MYE, (FRIDER. VAN DER) *de calculo tractatus.*

NEPVEU, (CHARLES) Aphorismes & canons de chirurgie, 1578.

NUNEZ, (ALVARUS) *Annotat. ad lib. ij* ARCEI, *de curand. vulner. ratione*, 1574, 4°.

PARIS, (PIERRE) brief discours touchant le médicam. de vin & d'huile pour guérir toutes sortes de plaies, 1607, 8°.

PARRA, (ALPH. GOMEZ DE LA) *Polyanthea ..... chirurgis mirifica*, 1625, 4°.

PERAS, (JACQUES) dictionn. anatom. lat. & fr. 1754, *in*-12.

PEREZ, (ANTONIUS) lusitanus, *suma y examen de cirurgia*, 1634, 8°.

PREUSS, (MAXIMIL.) *Sciagraphia vulnerum lethalium*; Uratislav. 1712, *fol.*

PUTZ, (ELISABETH - MARGUERITE) femme de ANDRÉ KEIL, a écrit en allemand, sur les accouchemens.

QUINTON'S observations *in physick and surgery*, 1707, 8°.

READ ou RHEAD, *Redius*, (ALEXAND.) auteur de plusieurs traités d'anat. & de chir. en anglois.

REX, (SIGISMUNDUS) *specimen lithogenesiæ humanæ*, 1689, *in*-12.

RHYNENBURGH, (B. I.) *examen ofte proeve der chyrurgius ende barbieren*, 1657, 1660, *in*-12, [en hollandois].

RIETMAKERUS, (HUBERTUS ARNOLD.) *de nephritico dolore, & remediis calculi*, 1622, 4°.

RIVA, (J. G.) *observationum chirurgico - anatomicarum collectio*; perrara.

ROCHÆUS, *Des Roches*, (NICOL.) un recueil de différens auteurs sur les maladies des femmes, & sur les accouchemens où il y a des observations qui sont de lui.

ROMA, (FRANÇ. DE) *consultationes medico-chirurgicæ*, 1669.

ROMAN DE CORDOBA, (ALPHONS.) *Theorica, y pratica de cirurgia*, 1617, 1639, 8°. *Recopilacion de la cirujia*, 1651, *in*-12.

ROUSIER, (FRANÇ. DU) traité de la curation des plaies simples.

SALAT, (FRANC.) *de anatomia.*

SCARBOROUGH, (CAROLUS) *syllabus musculorum*; & alia.

SCHEEL-HANS. *chirurgie ofte helt-Boeck*, 1605, 4°.

SCHUTZ, (TOBIAS) *manuductio chirurgica*; germanicè.

SENIS, (HIERON.) *de totius animalis integumentis*, 1618, 4°.

SHIRLEY, (JEAN) *compendium chirurgiæ*, en anglois.

SINGLER, (SEBAST.) il a écrit ſur la chirurgie.

SITON, (SEBASTIEN) une queſtion relative à la chirurgie.

SITONUS, (J. B.) *partus ſexto menſe natus.*

SOMMER, (GEORG.) *de arte obſtetriciâ*; germanicè.

SPOERISCH, (JO.) *de ſymptomatib. quæ ſcarificationi & cucurbitularum uſui, &c....* 1582, 8°.

STABILIS, (FRANC.) il a donné quelques rapports d'ouvertures de cadavres.

STAFFON, (THOMAS) *de anatomia*; en hollandois.

STRUBBE, (HENRICUS) *de phlebotomiâ.*

SUEVUS, (BERNH.) *de inſpectione vulnerum lethalium*, 1629, 8°. & germanicè, 1644, *in*-12.

TRUNCONIUS, (JACOB.) *de cuſtodiendâ puerorum ſanitate ante partum, in partu, poſt partum.*

UNTZERI, (MATTH.) *de renum calculo florilegium*, 1623, 4°.

VACA DE ALFARO, (HENRICUS) *chirurgica, y cenſura judicioſa en las dos vias curativas de heridas de cabeça*, 1618, 4°.

VALENTINUS, (LUCAS) *de compage & utilitate membror. carmen.*

VERGERIUS, (HIERONYM.) *Medicinæ fontes, chirurgia, &c.....*

VERTUNIANO, (FRANC. DE SANCTO) *Hippoc. lib. de vulneribus capitis latinitate donavit & commentatus eſt.*

VETRANUS, (ANDREAS) *Conſultatio pro ulceris ſyriaci curatione.*

WOOLVERIDGE, (JAMES) *ſpeculum matricis, &c...* 1670, 8°. en anglois.

XIMEN, (PETRUS) *Dialogos de anatomia*, en espagnol.

ZECHENDORFER VON DER LECHNITZ; il a écrit en allemand ſur la chirurgie.

Je ne ſaurois mieux finir ces obſervations ſur l'hiſtoire de l'anatomie & de la chirurgie, que par ces paroles de GALIEN : Ὥς γὰρ ὁ Πλάτων ἔλεγεν, ἧττον εἰκός ἐςὶ σφάλλεσθαι τὰς μήθ' ὅλως ἐγχειρῦντας εἰς οὐχ ἴσασιν, τῶν πραττόντων ἃ μὴ γινώσκουσιν .... GALEN. *tom. iv, p. 13, lin. 14 & 15, edit. gr.* Baſil. 1538, *fol.*

Ut enim ait PLATO : *conſentaneum eſt iſtos homines, qui eas quas ignorant res non aggrediuntur, aberrare minùs, quàm qui illa tractant quæ nunquàm didicerunt.*

NOTA. On a débité, contre toute vraiſemblance & contre toute équité, que cette critique de l'*hiſtoire de l'anatomie & de la chirurgie* étoit remplie de perſonnalités, & noircie d'invectives : les perſonnes ſous les yeux deſquelles elle a paſſé ſont en état d'affirmer le contraire : c'eſt à leurs témoignages que je réfere ma juſtification ſur ce point.

GOULIN.

Ce 30 *Août* 1771.

Fautes à corriger.

Pag. 25, *lign.* 20, au lieu de λελωβηθαι, liſez λελωβῆσθαι.
Pag. 115, *lign.* 5, au lieu de KERSTNER, *liſez* KESTNER.

FIN.

www.ingramcontent.com/pod-product-compliance
Ingram Content Group UK Ltd.
Pitfield, Milton Keynes, MK11 3LW, UK
UKHW021054260726
13994UKWH00002B/535